Blackson Pitolo Tembo
Ntambwe Gustav Malangu

MDR/RR-TB w Botswanie

Blackson Pitolo Tembo
Ntambwe Gustav Malangu

MDR/RR-TB w Botswanie

Obecne obciążenie chorobą i związane z nią czynniki

Wydawnictwo Bezkresy Wiedzy

Imprint

Cover image: www.ingimage.com

Publisher:
Wydawnictwo Bezkresy Wiedzy
is a trademark of
International Book Market Service Ltd., member of OmniScriptum Publishing Group
17 Meldrum Street, Beau Bassin 71504, Mauritius

Printed at: see last page
ISBN: 978-620-0-54707-1

Drogi czytelniku,

książka, którą posiadasz, została pierwotnie wydana pod tytułem "MDR/RR-TB in Botswana", ISBN 978-620-0-46494-1.

Jego publikacja w języku polskim jest możliwa dzięki zastosowaniu najbardziej zaawansowanej sztucznej inteligencji dla języków.

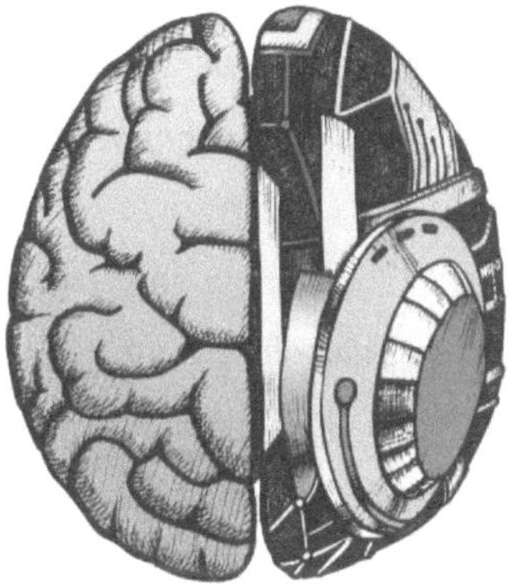

Technologia ta, uhonorowana pierwszą w historii Honorową Nagrodą Sztucznej Inteligencji w Berlinie we wrześniu 2019 r., naśladuje sposób działania ludzkiego mózgu, dzięki czemu jest w stanie uchwycić i przetłumaczyć nawet najmniejsze niuanse w bezprecedensowy sposób.

Mamy nadzieję, że znajdą Państwo wiele satysfakcji z tej książki i uprzejmie prosimy o uwzględnienie wszelkich rozbieżności językowych, które mogłyby wyniknąć z tego procesu.

Miłego czytania!

Wydawnictwo Bezkresy Wiedzy

Podziękowanie

Chciałbym skorzystać z okazji i podziękować pracownikom Narodowego Programu Walki z Gruźlicą w Botswanie oraz wszystkim koordynatorom gruźlicy, którzy pomagali w zbieraniu danych, bez których publikacja ta nie byłaby możliwa, a także nieżyjącemu już wybitnemu profesorowi Ntambwe Gustavowi Malangu (Uniwersytet Nauk o Zdrowiu Sefako Makgatho, Wydział Epidemiologii i Biostatystyki, Szkoła Nauk o Zdrowiu) za jego uwagi, wskazówki i ogromny wkład w opracowanie tego manuskryptu. Pragnę również wyrazić wdzięczność Wydawnictwu Akademickiemu Lambert oraz pani Catalinie Popoveniuc za wsparcie przy wydaniu tej książki. Wreszcie, co nie najmniej ważne, dziękuję mojej rodzinie, bliskim, kolegom i przyjaciołom za to, że nie wspomnieli o tym, którzy udzielali stałego wsparcia. Wszystkim państwu dziękuję za zrozumienie mojej długiej nieobecności, zwłaszcza w weekendy podczas tego bardzo ważnego projektu.

Spis treści

Akronimy i skróty

BMOH Botswana Ministerstwo Zdrowia

BNTP Narodowy Program Walki z Gruźlicą w Botswanie

CDC Centra Kontroli i Zapobiegania Chorobom (Centres for Disease Control and Prevention)

CSO Główny Urząd Statystyczny

DHMT Okręgowy zespół ds. zarządzania zdrowiem

DOTS Leczenie metodą bezpośredniej obserwacji - krótki kurs

Badanie oporności na leki **DRS**

DR-TB Gruźlica oporna na leki

DST Badanie wrażliwości na leki

EMB Ethambutol

ETR Elektroniczny Rejestr Gruźlicy

HIV Ludzki wirus niedoboru odporności (Human Immunodeficiency Virus)

INH Isoniazid

LJPM Metoda Proporcjonalna Löwenstein-Jensen

LPA Badanie sondami liniowymi

MDR-TB Multidrug - Gruźlica oporna

MEDUNSA	Uniwersytet Medyczny Południowej Afryki
MGIT	Rurka wskaźnika wzrostu grzybów z rodzaju Mycobacteria
MREC	Komisja etyki badawczej Medunsa
MTB	Mycobacterium Tuberculosis
NTRL	Krajowe Laboratorium Referencyjne ds. Gruźlicy (National Tuberculosis Reference Laboratory)
PCR	Reakcja łańcuchowa polimerazy
PLWHA	Ludzie żyjący z HIV/AIDS
PZA	Pyrazinamid
RIF	Rifampicyna
RR	Odporność na ryfampicynę
RR-TB	Gruźlica odporna na ryfampicynę
RT-PCR	Reakcja łańcuchowa polimerazy w czasie rzeczywistym
SM	Streptomycyna
SS	A Afryka Subsaharyjska
TB	Gruźlica
USA	Stany Zjednoczone Ameryki Północnej
WHO	Światowa Organizacja Zdrowia

ROZDZIAŁ 1:

WPROWADZENIE

1.1 Tło

Gruźlica (TB) pozostaje ważną chorobą zakaźną i poważnym problemem zdrowia publicznego na całym świecie, szczególnie w regionie Afryki Subsaharyjskiej (SSA). Światowa Organizacja Zdrowia (WHO) szacuje, że jedna trzecia ludności świata ok. 2 mld osób jest zakażona *prątkiem gruźlicy* (*Mycobacteria tuberculosis* - MTB), który jest czynnikiem powodującym *gruźlicę* [1,2]. Ta choroba bakteryjna, która najczęściej atakuje płuca, może również wpływać na inne części ludzkiego ciała, takie jak mózg, nerki i kręgosłup. Jest on przenoszony z człowieka na człowieka poprzez jądra kropel uwolnione do powietrza poprzez kaszel, kichanie, mówienie lub śpiewanie od osób z aktywną chorobą układu oddechowego [1]. Kropelki te mogą pozostawać w powietrzu przez kilka godzin, dopóki nie zostaną usunięte przez naturalną lub mechaniczną wentylację. Kiedy osoba wdycha te kropelki, może zostać zarażona gruźlicą. Miejsca zgromadzeń, takie jak zakłady opieki zdrowotnej, więzienia, obozy dla uchodźców, ośrodki rehabilitacyjne, kościoły, koszary wojskowe, szkoły, targowiska i fabryki to niektóre z potencjalnych obszarów szybkiego przenoszenia się choroby w wyniku przepełnienia [1,3].

Szacuje się, że na całym świecie w 2015 r. odnotowano 10,4 mln nowych przypadków gruźlicy, a szacunkowo 1,4 mln zgonów, z czego ponad 95% miało miejsce w krajach o niskim i średnim dochodzie [1,4,5]. Większość szacowanej liczby przypadków gruźlicy w 2015 r. wystąpiła w Azji (61%) i w regionie afrykańskim WHO (26%); mniejszy odsetek przypadków wystąpił we wschodnim regionie śródziemnomorskim (7%), w regionie europejskim (3%) i w regionie obu Ameryk

(3%) [1]. Spośród 10,4 mln przypadków gruźlicy, które miały miejsce w 2015 r., sześć krajów stanowiło ponad 60 % całkowitej liczby przypadków na świecie: Indie, Indonezja, Chiny, Nigeria, Pakistan i Republika Południowej Afryki [1].

Jak wskazano w Globalnym Raporcie o Gruźlicy z 2016 r., kraje afrykańskie o największym obciążeniu gruźlicą na świecie w 2015 r. to Demokratyczna Republika Konga, Etiopia, Kenia, Mozambik, Nigeria, Republika Południowej Afryki, Tanzania, Uganda i Zimbabwe [1]. Roczna liczba zachorowań na gruźlicę w stosunku do liczby ludności była bardzo zróżnicowana w poszczególnych krajach, od poniżej 10 na 100 000 mieszkańców w większości krajów o wysokim dochodzie do 150-300 na 100 000 mieszkańców w większości z 30 krajów o wysokim stopniu zachorowań na gruźlicę, oraz powyżej 500 w kilku krajach, w tym w Lesotho, Mozambiku i Republice Południowej Afryki. Odsetek zachorowań na gruźlicę współzakażoną HIV był również najwyższy w regionie afrykańskim WHO i przekraczał 50% w wielu częściach Afryki Południowej [1].

Wiele czynników wpływa na progresję od zakażenia gruźlicą do choroby, co jest w dużym stopniu zależne od siły odporności organizmu za pośrednictwem komórek. Ważnymi czynnikami są: zakażenie HIV, stosowanie leków immunosupresyjnych, niedożywienie, ubóstwo, oporność na leki, zaburzenia społeczne, pylica krzemowa, alkoholizm, obciążenie bakteryjne, bliskość jednostki do przypadku gruźlicy zakaźnej i inne czynniki społeczno-ekonomiczne [6-8]. HIV jest jednak zdecydowanie najpotężniejszym czynnikiem wpływającym na progresję choroby [8].

W ostatnich latach globalne wysiłki na rzecz zarządzania pandemią gruźlicy i jej kontroli zostały osłabione przez awarię i rozprzestrzenianie się szczepów odpornych na najczęściej stosowane leki przeciwgrzybicze pierwszej linii: izoniazyd (INH), ryfampicyna (RIF), streptomycyna (SM), pirazinamid (PZA) i etambutol (EMB), a dokładniej wielolekooporna TB (MDR-TB) definiowana jako oporność co najmniej na

INH i RIF oraz oporność na ryfampicynę - TB (RR-TB) definiowana jako TB oporna na ryfampicynę tylko z powodu wysokiej skuteczności leczenia i śmierci [9-13]. Choroba MDR/RR-TB może być wynikiem pierwotnego zakażenia lekoopornym szczepem MTB lub może rozwijać się w trakcie leczenia pacjenta i zazwyczaj jako produkt niewłaściwego stosowania leków przeciwgruźliczych, zarówno przez chorego, jak i przez praktykujących lekarzy [11]. W Globalnym Raporcie na temat gruźlicy w 2016 roku wskazano również, że wiele krajów i regionów świata udokumentowało w niedalekiej przeszłości rosnącą częstość występowania gruźlicy opornej na leki (DR-TB), w tym MDR/RR-TB [1].

Botswana jest krajem o wysokim średnim dochodzie w Afryce Południowej, w którym gruźlica jest wysoce endemiczna. Chociaż wskaźnik zgłaszania gruźlicy w tym kraju spadł z 623 na 100 000 mieszkańców w 2002 r. do 305 na 100 000 mieszkańców w 2014 r., nadal pozostaje jednym z najwyższych na świecie [3,14]. Przed 1990 r. wysiłki na rzecz zwalczania gruźlicy w Botswanie za pomocą powszechnie stosowanych antybiotyków były bardzo udane. W 1975 r. wskaźniki zgłoszenia TB wynosiły 506 na 100 000, a do 1989 r. spadły do 199 na 100 000. Niestety, ta tendencja spadkowa została odwrócona w 1990 roku i w wyniku pandemii HIV osiągnęła szczyt 623 na 100 tys. mieszkańców w 2002 roku [3]. Rysunek 1 poniżej przedstawia tendencje w zakresie liczby zgłoszeń gruźlicy w Botswanie w latach 1975-2014.

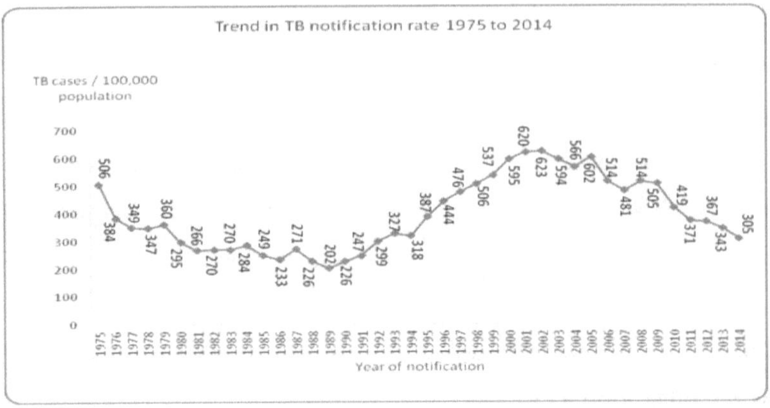

Rysunek 1: Tendencja w zakresie liczby zgłoszeń gruźlicy w Botswanie: 1975-2014

Źródło: Botswana National Tuberculosis Program: 2013 i 2014 Łączny roczny raport na temat gruźlicy

Śmiertelność z powodu gruźlicy zgłaszano aż 13% wszystkich przypadków dorosłych i 40% wśród osób żyjących z HIV/AIDS (PLWHA) [3,15]. Dotychczas cztery badania oporności na leki (DRS) przeprowadzone w celu ustalenia poziomu oporności na leki w Botswanie wykazały, że oporność na leki przeciwgruźlicze jest coraz większym problemem. Pierwszy DRS przeprowadzony w latach 1996 - 1997 ujawnił niską częstość występowania gruźlicy wielolekoopornej, szacowaną na 0,2% wśród nowych przypadków gruźlicy i 6,1% wśród wcześniej leczonych chorych na gruźlicę i od tego czasu wykazuje stopniowy wzrost na przestrzeni lat. Czwarte ogólnokrajowe badanie przeprowadzone w 2008 r. wykazało, że gruźlicę MDR szacuje się na 2,5% wśród nowych przypadków gruźlicy i 5,5% wśród poprzednio leczonych [3,16,17]. Rysunek 2 to schematyczne przedstawienie trendów w rozwoju gruźlicy MDR w Botswanie w latach 1996-2008.

Rysunek 2: Tendencje dotyczące gruźlicy MDR w Botswanie, 1996-2008 r.

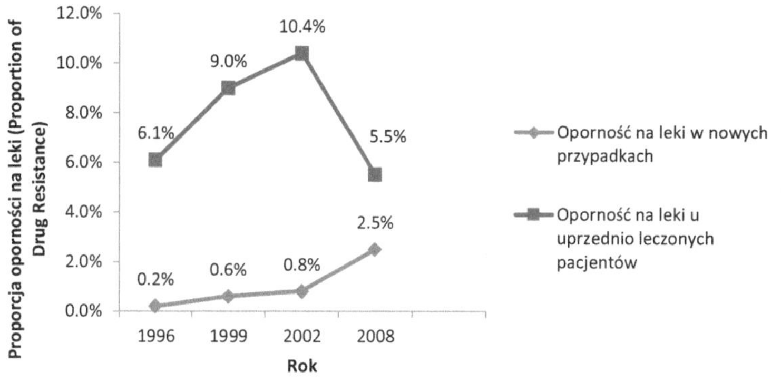

Zgodnie z krajowymi sprawozdaniami za rok 2012 oraz połączonymi rocznymi sprawozdaniami za lata 2013-2014 dotyczącymi gruźlicy, rząd Republiki Botswany za pośrednictwem Narodowego Programu zwalczania gruźlicy Ministerstwa Zdrowia i Botswany (BNTP) zobowiązał się do kontroli gruźlicy poprzez stałe wsparcie finansowe i logistyczne na rzecz interwencji w ramach programu zwalczania gruźlicy [3]. Kraj ten jest jednym z nielicznych krajów Unii Afrykańskiej, które przeznaczyły co najmniej 15% swojego budżetu krajowego na realizację zobowiązania z Abudży z 2001 r. mającego na celu poprawę sektora ochrony zdrowia w tym kraju [3]. Wdrażanie szeregu polityk zdrowotnych w niedawnej przeszłości, w tym świadczenie bezpłatnych usług związanych z gruźlicą, upowszechnianie technik szybkiego testowania molekularnego w wybranych placówkach zdrowia publicznego w celu zdiagnozowania gruźlicy typu DR, wzmocnienie mechanizmów nadzoru nad gruźlicą, agresywne upowszechnianie leków antyretrowirusowych dla osób żyjących z HIV/AIDS oraz szkolenia personelu medycznego zarówno w sektorze publicznym, jak i prywatnym, to niektóre z podjętych inicjatyw i ważnych interwencji [3,18].

Uzupełnieniem tych zamierzeń była kompleksowa inwestycja rządu w infrastrukturę zdrowotną, w ramach której większość mieszkańców w promieniu 8 km od najbliższego zakładu opieki zdrowotnej niezachwianie angażowała się w walkę z ubóstwem i nędzą wśród najsłabszych grup społecznych [16,18]. W tym kontekście celem niniejszego badania było określenie aktualnego obciążenia MDR/RR-TB oraz czynników związanych z rozpowszechnieniem choroby wśród osób podejrzewanych o DR-TB w Botswanie, które mogłyby zostać wykorzystane do opracowania skutecznego programu zwalczania gruźlicy w tym kraju.

1.2 Stwierdzenie problemu

Gruźlica (TB) jest poważnym problemem zdrowia publicznego w Botswanie i jedną z głównych przyczyn zgonów u osób dorosłych i PŻB [3]. Chociaż wskaźnik zachorowalności na gruźlicę spadł z 623 na 100 000 mieszkańców w 2002 r. do 305 na 100 000 mieszkańców w 2014 r., to jednak wskaźnik zachorowalności na gruźlicę w tym kraju pozostaje jednym z najwyższych na świecie [3]. Epidemia w Botswanie jest w dużej mierze napędzana przez HIV, jak to ma miejsce w całej Afryce Południowej. Około 60% chorych na gruźlicę w kraju jest również zakażonych śmiertelnym HIV, co uzasadnia pilną, kompleksową, wspólną reakcję na gruźlicę i HIV [3]. Nowo zdiagnozowana gruźlica otrzymuje 2 miesiące leczenia INH, RIF, PZA i EMB, a następnie 4 miesiące leczenia tylko INH i RIF. Jednak u chorych, u których leczenie gruźlicy miało miejsce w przeszłości, stosuje się 8-miesięczny schemat postępowania [3,14,16,18].

Wczesne badania przeprowadzone w celu ustalenia poziomu oporności na leki w Botswanie w latach 1996-2008 wskazały na rosnący problem gruźlicy wielolekoopornej szacowany na 2,5% wśród nowych przypadków gruźlicy i 5,5%

wśród poprzednio leczonych przypadków gruźlicy w 2008 roku [3]. Kilka czynników, w tym opóźnienie diagnostyczne o 2-3 miesiące występujące w przypadku konwencjonalnej Löwenstein-Jensen Proportion Method (LPJM), brak odpowiednich szybkich metod diagnostyki molekularnej gruźlicy i oporności na leki oraz bardzo wysoka częstość występowania zakażeń HIV, przypisuje się zwiększonej liczbie przypadków MDR-TB w tym środowisku [3,14,16,18]. Wydaje się jednak, że najważniejszym czynnikiem przyczyniającym się do wysokiego poziomu gruźlicy w populacji ogólnej i rozwoju DR-TB, w tym gruźlicy wielolekoopornej, wydają się być opóźnienia diagnostyczne występujące w przypadku konwencjonalnej LJPM [3].

Badania wykazały, że większość przypadków MDR-TB w Botswanie występuje w najbardziej produktywnej ekonomicznie grupie wiekowej 25-44 lata, co ma poważne skutki społeczne i ekonomiczne. Zgłaszano, że śmiertelność sięga 13% wszystkich przypadków dorosłych i 40% wśród osób dorosłych [3]. Jeśli więc gruźlica MDR pozostanie bez kontroli, cofnie postęp w zwalczaniu tej choroby od czasu uzyskania przez kraj niepodległości w 1966 roku [3,18]. Rodziny zostaną zepchnięte w ubóstwo, gdy członek rodziny, a w szczególności chlebodawca, będzie cierpiał na tę chorobę lub umrze z powodu kosztów w trakcie leczenia lub w wyniku utraty dochodu, gdy pacjent umrze. Na szczeblu krajowym choroba ta stanowi ogromne obciążenie ekonomiczne dla i tak już przeciążonego systemu opieki zdrowotnej. Zwiększają się wydatki na opiekę zdrowotną, a ogólne wydatki rządowe również rosną [3].

W związku z tym, aby przezwyciężyć te ograniczenia diagnostyczne, których doświadczył konwencjonalny LJPM, rząd Botswany za pośrednictwem Ministerstwa Zdrowia i BNTP przyjął zatwierdzony przez WHO test molekularny Xpert MTB/RIF (Gene Xpert) do szybkiego wykrywania oporności na MTB i RIF w 2013 r., między innymi w odpowiedzi na epidemię MDR-TB [3]. Test ten może być wykonany w ciągu 2 godzin i pozwala na szybkie i odpowiednie leczenie oraz przerwanie dalszego przenoszenia choroby na populacje niezakażone [12]. W tym kontekście, badanie to zostało opracowane w celu odpowiedzi na następujące pytania badawcze:

1. Jaka jest rzeczywista i obecna częstość występowania MDR/RR-TB wśród nowych i wcześniej leczonych przypadków gruźlicy w Botswanie?
2. Jakie są czynniki związane z MDR/RR-TB w Botswanie?

ROZDZIAŁ 2:

EPIDEMIOLOGIA GRUŹLICY WIELOLEKOOPORNEJ

2.1 Wprowadzenie

Zrozumienie epidemiologii gruźlicy MDR/RR ma kluczowe znaczenie dla skutecznej kontroli globalnego obciążenia gruźlicą. W związku z tym niniejszy rozdział dostarczy kompleksowego przeglądu epidemiologii MDR/RR-TB na świecie, w Europie Wschodniej i Zachodniej, na kontynencie afrykańskim i w Botswanie. Obejmie to aktualną globalną epidemiologię gruźlicy wielolekoopornej/trądzikowej, historyczny przegląd gruźlicy wielolekoopornej, mechanizm powstawania gruźlicy wielolekoopornej/trądzikowej, czynniki związane z gruźlicą wielolekooporną/trądzikową oraz najnowsze dostępne dane na temat tej choroby. Dlatego też zakres niniejszego przeglądu literatury polegał na krytycznej ocenie i syntezie dowodów pochodzących z podręczników, opublikowanych badań, raportów naukowych i innych wiarygodnych źródeł prac naukowych prowadzonych globalnie i lokalnie na temat badanego zagadnienia, tak aby można było zidentyfikować luki dotyczące aktualnej wiedzy.

2.2 Przegląd historyczny gruźlicy opornej na leki

DR-TB nie jest nowym zjawiskiem [19,20]. Jest on znany od momentu odkrycia pierwszego leku przeciwgruźliczego, SM, w 1943 roku i był w ciągu ostatnich kilkudziesięciu lat przedmiotem wielu badań zarówno w krajach rozwiniętych, jak i rozwijających się [2,21]. Oporność na pojedyncze leki przeciwgruźlicze w latach 60. do 80. uznawana była za sporadyczny problem kliniczny, a naukowcy i urzędnicy publicznej służby zdrowia poświęcali jej niewiele uwagi [22]. Jednak po dramatycznym wybuchu gruźlicy MDR wśród osób zakażonych HIV w Stanach Zjednoczonych, a szczególnie w Nowym Jorku, na Florydzie i w New Jersey na początku lat 90-tych, gruźlica MDR została uznana za problem globalny i doprowadziła do ponownego zainteresowania tym tematem na całym świecie [22,23].

Tak więc od 1994 roku Globalny Projekt Nadzoru nad Opornością na Narkotyki zaczął systematycznie gromadzić i analizować dane z 155 krajów na całym świecie (odzwierciedlając 80% ze 194 państw członkowskich WHO), które łącznie mają ponad 95% światowej populacji i przypadków gruźlicy, w celu określenia globalnego obciążenia MDR/RR-TB [1]. Figure 3 shows areas, regions, territories and countries surveyed with the recent DR-TB data collected between 1995 and 2016.

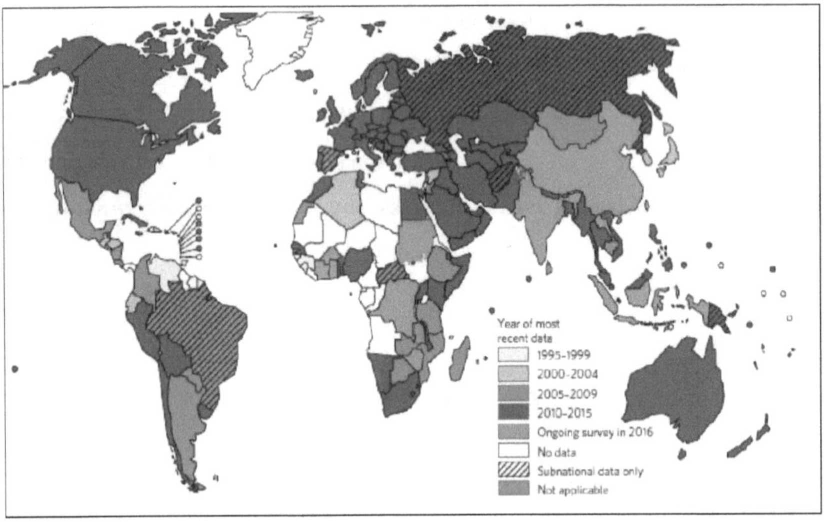

Rysunek 3: Światowa epidemiologia oporności na leki na gruźlicę, 1995-2015

Źródło: Globalny raport o gruźlicy w 2016 r.

2.3 Ogólny przegląd gruźlicy opornej na leki

Globalna skala występowania gruźlicy wielolekoopornej (MDR/RR-TB) pozostaje nieznana, chociaż krajowe i regionalne badania i niepotwierdzone dowody wskazują, że w ostatnich latach wzrasta. Według raportu "Global TB report" z 2016 roku wszystkie badane regiony świata (Afryka, Europa, Ameryka, Azja i Oceania) odnotowały rosnącą liczbę przypadków MDR/RR-TB [1]. Jednak rzeczywisty zasięg i obciążenie chorobą różnią się znacznie w zależności od kraju i regionu [12]. Wykresy 4 i 5 przedstawiają najnowszą globalną epidemiologię gruźlicy MDR/RR wśród nowych przypadków gruźlicy oraz wśród wcześniej leczonych przypadków gruźlicy.

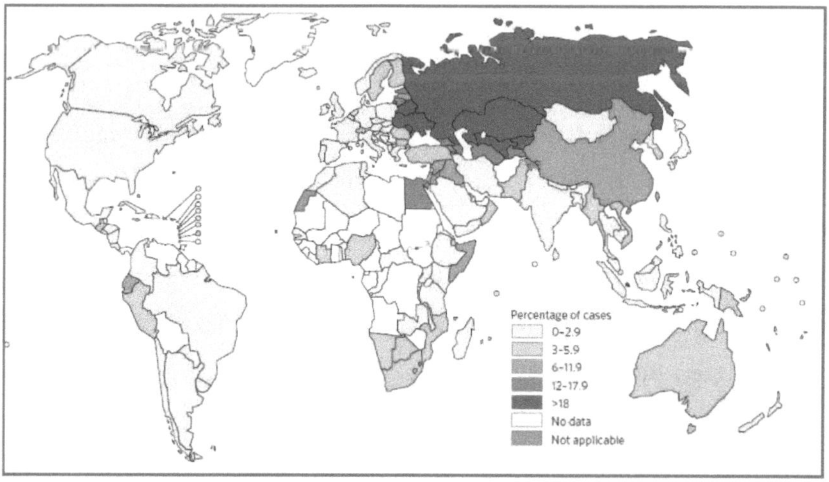

Rysunek 4: Odsetek nowych przypadków gruźlicy z MDR/RR-TB

Źródło: Globalny raport o gruźlicy w 2016 r.

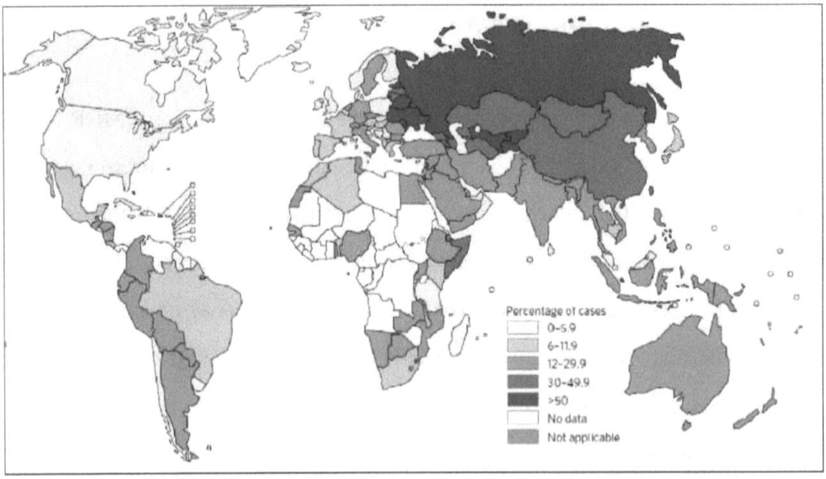

Rysunek 5: Odsetek uprzednio leczonych przypadków gruźlicy z MDR/RR-TB

Źródło: Globalny raport o gruźlicy w 2016 r.

Najnowsze dane dotyczące nadzoru nad lekami przeciwgruźliczymi wskazują, że na całym świecie szacuje się, że 3,9% (zakres, 2,7-5,1%) nowych przypadków gruźlicy i 21% (zakres, 15-28%) wcześniej leczonych przypadków gruźlicy ma MDR/RR-TB. Szacuje się, że w 2015 roku u 580 000 osób na świecie rozwinęło się MDR/RR-TB, a około 250 000 osób zmarło na tę chorobę [1]. Trzy kraje, a mianowicie Chiny, Federacja Rosyjska i Indie, najbardziej zaludnione kraje, były największymi nosicielami tej choroby, łącznie stanowiącymi ponad 45% ogółu zachorowań na świecie [1] (rys. 4 i 5). W kolejnych sekcjach zostanie dokonany przegląd epidemii w Europie, epidemii w regionie SSA i Botswanie - obszarze badań.

2.4 Przegląd europejskiej epidemii

Większość krajów Europy Zachodniej i Środkowej nie ma znaczącego problemu z opornością na leki wśród nowo rozpoznanych przypadków gruźlicy, zgłaszając ~ 5-10% oporność na izoniazydy i 1-2% gruźlicy wielolekoopornej. Jednakże kraje Europy Wschodniej zgłosiły znacznie wyższe wskaźniki gruźlicy wielolekoopornej wśród nowych przypadków tej choroby, w tym kraje byłego Związku Radzieckiego, takie jak Białoruś (37%), Republika Mołdowy (32%), Kirgistan (32%), Kazachstan (25%), Ukraina (25%), Uzbekistan (24%), Rosja (22%), Tadżykistan (14%) i Azerbejdżan (13%) [1]. Wysoki wskaźnik występowania gruźlicy wielolekoopornej w tych krajach przypisuje się kryzysowi społeczno-gospodarczemu i załamaniu się infrastruktury opieki zdrowotnej po rozpadzie Związku Radzieckiego na początku lat dziewięćdziesiątych, co spowodowało słabe funkcjonowanie programów zwalczania gruźlicy. Ponadto nastąpił powszechny wzrost zakażeń HIV w populacji ogólnej, co przypisuje się również epidemii gruźlicy w regionie [19]. Tabela 2 przedstawia szacunkową częstość występowania MDR/RR-TB w 2015 r. w regionach WHO.

Tabela 1: Szacunkowa częstotliwość występowania MDR/RR-TB w 2015 r. dla regionów WHO

KTÓRY REGION	% nowych spraw z MDR/RR-TB	Zasięg	% przypadków poddanych wcześniejszej obróbce z MDR/RR-TB	Zasięg
Afryka	3.0	1.2 - 4.9	15	7.5 - 22
Amerykanie	2.9	1.6 - 4.2	12	7.3 - 17

Wschodni region Morza Śródziemnego	4.1	3.0 - 5.1	17	12 - 23
Europa*	16	11 - 20	48	42 - 53
Południowy wschód Azja	2.6	2.3 - 3.0	17	15 - 19
Zachodni Pacyfik	5.1	3.0 - 7.2	26	23 - 30
Global	3.9	2.7 - 5.1	21	15 - 28

Źródło: Dostosowane na podstawie globalnego raportu WHO na temat gruźlicy, 2016 r.

**Region o największej liczbie przypadków MDR-TB*

2.5 Przegląd epidemii w Afryce

Although WHO estimates that 580,000 cases of MDR/RR-TB occurred worldwide in 2015, information on the true extent of the problem in the WHO African Region is limited and is likely under-estimated due to widespread lack of laboratory infrastructure, poor surveillance mechanisms and lack of financial resources to conduct DRS in many countries [1,24,25]. According to the 2016 Global TB Report only 18 out of 46 SSA countries conducted the national DRS survey by 2016. Na przykład nie było danych o gruźlicy typu DR-TB w Burkina Faso, Czadzie, Gwinei, Sierra Leone w Afryce Zachodniej; Kongo w Afryce Środkowej, Sudan Południowy w Afryce Północnej i Somalia w Afryce Wschodniej [1] (rys. 3 i 4 powyżej).

Jednak badania przeprowadzone w Republice Południowej Afryki przez Gandhiego i wsp., [26] oraz w Etiopii [24] wskazują na rosnącą częstość występowania

DR-TB w SSA. Raport dotyczący bardzo dużej liczby przypadków gruźlicy wielolekoopornej i ekstensywnej DR-TB w Tugela Felly w dystrykcie Msinga w Republice Południowej Afryki w 2012 r. prawdopodobnie stanowi nierozpoznaną i obejmującą cały kontynent epidemię [18,24,26]. Natomiast przegląd systematyczny i metaanaliza przeprowadzona przez Musę i jej współpracowników w 2017 r. wykazały niski poziom gruźlicy MDR w regionie SSA, szacowany na 2,1% (95% CI; 1,7-2,5%) wśród nowych przypadków gruźlicy [27]. Najnowsze dane z nadzoru zebrane przez WHO w ramach globalnego projektu WHO dotyczącego gruźlicy w 2016 r. wykazały jednak, że Angola, Demokratyczna Republika Konga, Etiopia, Kenia, Mozambik, Nigeria, Somalia, RPA i Zimbabwe stanowią największe obciążenie gruźlicą MDR w afrykańskim regionie WHO [1]. Liczba przypadków gruźlicy wielolekoopornej w tych krajach wśród nowych przypadków wahała się od 1,3% w Kenii do 8,7% w Somalii, a wśród wcześniej leczonych gruźlicy wynosiła od 7,1% w Republice Południowej Afryki do 47% w Somalii [1] (tabela 2). Epidemia ta związana jest ze słabymi programami zwalczania gruźlicy w regionie, co wynika z ograniczonych zasobów i nieoptymalnego zarządzania przypadkami gruźlicy [27].

Tabela 2: Wysokie MDR-TB WHO Kraje afrykańskie i szacowana zachorowalność w 2015 r.

Subsaharyjskie Afryka	Odsetek nowych przypadków z MDR /RR-TB	Zasięg	Odsetek przypadków odosobnienia z MDR/RR-TB	Zasięg
Angola	2.8	0.1 - 6.7	21	2.2 - 39
DR Konga	3.2	1.4 - 5.0	14	6.9 - 21
Kenia	1.3	0.7 - 1.9	9.4	8.7 - 10

Mozambik	3.7	2.4 - 5.0	20	1.9 - 37
Nigeria	4.3	3.2 - 5.4	25	19 - 31
Somalia	8.7	5.9 – 11	47	29 - 65
Republika Południowej Afryki	3.5	2.8 - 4.2	7.1	5.3 - 8.9
Zimbabwe	3.2	1.4 - 5.0	14	6.9 - 21

2.6 Przegląd epidemii w Botswanie

Oporność na jeden lub więcej leków na gruźlicę została dobrze udokumentowana w Botswanie [3,28,29]. Cztery badania przeprowadzone w latach 1996-2008 ujawniły rosnącą tendencję w zakresie gruźlicy wielolekoopornej (MDR-TB). Badanie ankietowe z 1996 r. wykazało występowanie gruźlicy wielolekoopornej (MDR-TB) na poziomie 0,2% wśród nowych przypadków gruźlicy i 6,6% wśród poprzednio leczonych chorych na gruźlicę. Wyniki badania z 1999 r. oszacowano na 0,6% wśród nowych przypadków i 9,0% wśród poprzednio leczonych chorych na gruźlicę, wzrastając do 0,8% w nowych przypadkach i 10,4% wśród poprzednio leczonych chorych na gruźlicę w badaniu przeprowadzonym w roku 2002. Ostatnie badania DRS przeprowadzone w 2008 r. wykazały, że gruźlica MDR-TB jest nadal rosnącym problemem w Botswanie. W badaniu tym gruźlicę MDR oceniono na 2,5% wśród nowych przypadków i 5,5% wśród poprzednio leczonych [3]. Leczenie tej choroby jest dość skomplikowane i wymaga stosowania leków drugiej linii, takich jak aminoglikozydy, fluorochinolony, etionamidy i cykloseryna, które są drogie, mniej skuteczne i bardziej toksyczne niż leki pierwszej linii, a niektóre z nich są tylko do wstrzykiwań. Leczenie jest długie i trwa 2 lub więcej lat w porównaniu z 6-9 miesiącami w przypadku gruźlicy lekoopornej (DS-TB) [1].

W Botswanie całkowita liczba chorych na gruźlicę MDR potwierdzona przez National Tuberculosis Reference Laboratory (NTRL) od 2006 r. do końca 2012 r. wynosiła 541 i wszyscy zostali skierowani przez specjalistów do jednego z 5 miejsc leczenia gruźlicy MDR. Spośród 541 przypadków w 2012 r., 388 (72%) zostało rozpoczętych na leczeniu drugiej linii, a 79 (15%) zmarło przed rozpoczęciem leczenia. Pozostałe 74 (14%) zostały utracone w wyniku działań następczych lub nie mogły zostać rozliczone. Podobnie jak w przypadku DS-TB, samce były bardziej narażone na gruźlicę MDR we wszystkich grupach wiekowych, w tym poniżej piątego roku życia. Pięćdziesiąt sześć procent (56%) potwierdzonych przypadków gruźlicy wielolekoopornej w 2012 r. to mężczyźni, a pod względem bezwzględnego zgłaszania przypadków większość zgłoszonych przypadków znajdowała się w reprodukcyjnej grupie wiekowej 25-44 lata [18].

2.7 Przegląd mechanizmów lekooporności na *gruźlicę* Mycobacteria *tuberculosis*

Bakterie stosują szereg strategii w celu osiągnięcia oporności na leki. Można je z grubsza podsumować w trzech kategoriach: (1) mechanizmy barierowe, takie jak zmniejszona przepuszczalność leków i pomp wypływowych); (2) enzymy degradujące lub inaktywujące, na przykład β-laktamazy; oraz (3) modyfikacje celu leku, na przykład pojedyncza mutacja w kluczowym genie [2,30]. Informacja genetyczna o takich właściwościach może być uzyskana za pomocą egzogennych ruchomych elementów genetycznych, takich jak plazmidy lub transpozony, lub może znajdować się w chromosomie.

Mykobakterie nie różnią się zasadniczo od wielu innych bakterii tym, że stosują kilka z tych strategii. Po pierwsze, prątkowce charakteryzują się wyspecjalizowaną ścianą komórkową, która charakteryzuje się znacznie mniejszą przepuszczalnością dla wielu związków. Po drugie, mikobakterie produkują enzymy degradujące, takie jak β-laktamazy i inne enzymy modyfikujące leki. Są to jedne z czynników cytowanych w celu wyjaśnienia naturalnej oporności wielu gatunków bakterii mykobakteryjnych na często stosowane środki antybakteryjne [2,30]. Odporność na czynniki stosowane w leczeniu gruźlicy zależy na ogół od trzeciego opisanego ogólnego mechanizmu odporności - czyli modyfikacji poprzez mutację kluczowych docelowych genów. Nabycie odporności w MTB wynika więc z chromosomalnych zdarzeń mutacyjnych [30-33].

Mutacje te obejmują pojedyncze zmiany nukleotydowe, małe wstawki, skreślenia lub większe skreślenia, modyfikacje samego celu leku, cichy lek aktywujący enzym w przypadku proleków lub obejście działania leku poprzez zwiększenie produktu genowego będącego celem leku [32]. Tak więc oporność na leki przeciwgruźlicze pierwszej linii została powiązana z mutacjami w co najmniej 10 genach; *KatG, InhA, ahpC, kasA* i *ndh* dla oporności INH; *rpoB* dla RR, *embB* dla oporności EMB, *pncA dla oporności* PZA i *rpsL* oraz *rrs* dla oporności STR [34]. W kolejnych sekcjach zostanie omówiony sposób działania leków i mechanizmy oporu, jakie wywołuje MTB w stosunku do stosowanych leków przeciwtrądzikowych pierwszej linii.

2.7.1 Przegląd odporności na izoniazydy

INH została wprowadzona w 1952 roku jako środek antygruźliczy i była podstawą wszystkich skutecznych schematów leczenia choroby gruźlicy i utajonego zakażenia [2,35]. INH jest lekiem pro-aktywnym, który wymaga aktywacji przez enzym katG katgazy/peroksydazy, zakodowany w genie katG, aby wywierać swój wpływ i jest aktywny przeciwko bakteriom replikującym się metabolicznie. Lek ten działa poprzez hamowanie syntezy kwasów mykolowych przez zależne od NADH enoiloacylowe białko nośnikowe (ACP) - reduktazę, kodowane przez InhA. [2,36]. Odporność na INH była związana z mutacjami w kilku genach, takich jak katG, ahpC, InhA, KasA i ndh, [31,37]. Wykazano jednak, że główną przyczyną oporności INH są dwa mechanizmy molekularne: mutacje w katG i mutacje w regionie inhA lub jego promotorze [31,36,38].

Około 50-95% szczepów odpornych na INH zawiera mutacje w kodonie 315 katG, podczas gdy 20-35% zawiera mutacje w regionie regulacyjnym inhalacji [31]. Oporne na INH izolaty kliniczne wynikają z blokowania aktywacji prolekowej [2]. Zmniejszenie lub całkowita utrata aktywności katalazy/peroksydazy w wyniku mutacji katG to najczęstsze zmiany genetyczne związane z bardzo wysokim poziomem odporności INH.

2.7.2 Przegląd odporności na ryfampicynę

RIF jest pochodną ryfamycyny wprowadzonej w 1972 roku jako środek przeciwgruźliczy. Jest to jeden z najskuteczniejszych antybiotyków przeciwko gruźlicy i wraz z INH stanowi podstawę schematu leczenia wielolekowego gruźlicy [2]. Lek jest aktywny przeciwko rosnącym i nie rosnącym bakteriom (wolno metabolizującym) pałeczek. Celem RIF w MTB jest podjednostka β polimerazy RNA, gdzie wiąże się i hamuje wydłużenie posłańca RNA [36]. Zdecydowana większość izolatów klinicznych RR (95%) wykazuje mutacje w 81 rejonach pary zasadowej genu *rpoB*, który koduje podjednostkę β polimerazy RNA [37]. Podczas gdy monooporność na INH jest dość powszechna, monooporność na RIF jest rzadka. Oznacza to, że ponad 90% izolatów powodujących gruźlicę RR jest również odpornych na INH, a zatem RR jest cennym znacznikiem zastępczym dla gruźlicy MDR [35]. Według Somoskovi i współpracowników (2001) jedną z głównych przyczyn niepowodzenia leczenia i śmiertelnego wyniku klinicznego u chorych na gruźlicę jest oporność na RIF [39].

2.7.3. Przegląd odporności na etambutol

Etambutol został wprowadzony do leczenia gruźlicy po raz pierwszy w 1966 roku i jest częścią obecnego schematu leczenia pierwszej linii choroby [2]. Lek jest bakteriostatyczny przeciwko namnażaniu się pałeczek zakłócających biosyntezę arabinogalaktanu w ścianie komórkowej i nie ma wpływu na pałeczki niereplikujące [38,40]. Transferaza arabinozylowa, kodowana przez *embB*, enzym uczestniczący w syntezie arabinogalaktanu, została zaproponowana jako cel EMB w MTB [37]. Mutacje w operonie *embCAB*, w szczególności *embB* i okazjonalne *embC*, są odpowiedzialne za odporność na EMB [35,37]. Mutacje zlokalizowane w kodonie 306 *embB* są najczęstsze w izolatach klinicznych opornych na EMB, stanowią aż 68% szczepów opornych i często prowadzą do zwiększonej produkcji enzymu arabinozylotransferazy, co przytłacza hamujące działanie EMB [2,36].

2.7.4. Przegląd odporności na streptomycynę

Streptomycyna była pierwszym antybiotykiem, który z powodzeniem zastosowano przeciwko gruźlicy [2]. Niestety, gdy tylko została przepisana, pojawił się opór na nią, w wyniku stosowania jej jako monoterapii. Lek jest glikozydem aminocyklitolowym aktywnym wobec aktywnie rosnących pałeczek, ale jest nieaktywny wobec pałeczek nierosnących lub wewnątrzkomórkowych, a jego działanie polega na hamowaniu inicjowania translacji w syntezie białek. Dokładniej rzecz ujmując, streptomycyna wiąże się z podjednostką 30S rybosomu bakteryjnego, oddziałując z rybosomalnym białkiem 16S rRNA i S12 (odpowiednio geny *rrs* i *rpsL*), indukując zmiany rybosomalne, które powodują błędny odczyt mRNA i hamują syntezę białek [38]. *Mykobakterie* stają się oporne na działanie STR w rybosomach [35].

Mutacje w *rpsL* i *rrs* są głównymi mechanizmami odporności na streptomycynę, które powodują zmiany w miejscu wiązania streptomycyny stanowiące 60-70% STR - szczepów odpornych [35,36]. Wśród mutacji zgłaszanych w *rpsL*, najczęściej zgłaszano zastąpienie w kodonie 43 lizyny argininą. Mutacja ta wytwarza wysoki poziom odporności na streptomycynę. W *rrs* najczęstsze mutacje występują wokół nukleotydów 530 i 915.

2.7.5 Przegląd odporności na pirazinamid

PZA zostało wprowadzone do leczenia gruźlicy na początku lat 50. i stanowi standardowy schemat pierwszej linii leczenia choroby [2]. Charakteryzuje się inhibicją pałeczek półstarzałych przebywających w środowiskach kwaśnych, takich jak te, które występują w zmianach gruźlicy. PZA jest również prolekiem, który musi zostać przekształcony do postaci aktywnej, kwasu pirazinowego, przez enzym pirazinamidaza/nikotynamidaza kodowany przez gen *pncA* [35,38]. Proponowany mechanizm działania pirazinamidu polega na zamianie PZA na kwas pirazinowy, który zakłóca energetykę błony bakteryjnej hamując jej transport. PZA dostaje się do komórki bakteryjnej przez dyfuzję pasywną, a po przekształceniu w kwas pirazinowy jest wydalany przez słabą pompę wypływową [2].

Oporność na PZA jest najczęściej powodowana przez mutacje w genie *pncA* [38]. Według Almeida da Silva i Palomino (2011) szczepy PZA odporne na MTB tracą aktywność pirazinamidazy/nicotinamidazy, a ta wadliwa aktywność pirazinamidu spowodowana mutacjami *pncA* jest podstawowym mechanizmem odporności na PZA.

Mutacje te są jednak rozproszone w całym genie, ale większość z nich występuje w regionie 561 pb w otwartej ramce do odczytu lub w regionie 82 pb jego domniemanego promotora [2,35].

2.8 Oporność na leki kliniczne

Klinicznie oporność na leki dzieli się na dwa rodzaje: oporność pierwotną i oporność nabytą. Oporność pierwotna jest definiowana jako oporność, która występuje u osób, które nigdy wcześniej nie były leczone na gruźlicę, lub u osób, które były leczone przez mniej niż 30 dni i które prawdopodobnie są zakażone szczepem opornym na gruźlicę, podczas gdy oporność nabyta na leki jest definiowana jako oporność, która powstaje podczas leczenia i jest zazwyczaj wynikiem niewłaściwego stosowania leków przeciwgruźliczych, zarówno przez chorych, jak i przez lekarzy [19,35]. Powstałe mutacje przynoszą korzyści poprzez zmianę lub nadprodukcję docelowego białka leku, czyniąc bakterie niedostępnymi dla czynnika antygruźliczego lub osłabiając jego działanie. Nieoptymalna recepta lekarza, nieregularna podaż leków, a co ważniejsze, słabe przestrzeganie zasad leczenia są głównymi przyczynami nabytych oporności na leki [19,35].

2.9 Diagnoza gruźlicy opornej na leki

Istnieją fenotypowe i genotypowe metody rozpoznawania gruźlicy typu DR [31]. Szeroko stosowane w krajach rozwijających się metody to jednak konwencjonalne metody badania wrażliwości na leki fenotypowe (DST) i obejmują oparte na hodowli pośrednie LJPM, które oceniają hamowanie wzrostu gruźlicy w obecności leków przeciwgruźliczych w celu odróżnienia szczepów wrażliwych od opornych [31,41]. Ta tradycyjna metoda jest prosta, niezawodna i ekonomiczna. Jednakże, ze względu na powolny wzrost MTB, pośredni konwencjonalny DST wykorzystujący LJPM wymaga kilku tygodni do miesięcy, aby uzyskać wyniki [42]. W tym okresie chorzy mogą być niewłaściwie leczeni, szczepy oporności na leki mogą nadal rozprzestrzeniać się na osoby niezakażone, a oporność może ulec nasileniu, prowadząc do zwiększenia zachorowalności i śmiertelności wśród populacji wrażliwych [43].

W wyniku ograniczeń doświadczonych z konwencjonalnymi metodami fenotypowego DST wykorzystującymi LJPM, w ostatnich latach opracowano techniki szybkiej hodowli płynnej i testy genotypowe w celu wykrycia gruźlicy i oporności na leki w ciągu kilku godzin lub dni, opierając się albo na wykryciu wzrostu - zmian zależnych, takich jak zużycie tlenu w probówce wskaźnika wzrostu prątków [MGIT]; (Becton Dickinson), albo na wykryciu specyficznych mutacji genetycznych nadających oporność odpowiednio [1,5,12,31,42,44-46]. Z genotypowych szybkich testów, liniowych testów sondażowych (LPA), takich jak INNO-LiPA Rif. Test na gruźlicę (Innogenetyka, Gandawa, Belgia) i jego nowsza wersja - GenoType® MTBDRplus (Hain Lifescience, Nehren, Niemcy) została zatwierdzona przez WHO w jej oświadczeniu dotyczącym polityki z 2008 roku do stosowania z rozmazowo dodatnimi próbkami płuc. To szybkie badanie molekularne zostało zaprojektowane w celu jednoczesnego wykrycia najważniejszych mutacji *rpoB,* które nadają mutacje RR oraz *katG* i *inhalacyjne*, które nadają wysoki poziom oporności INH w izolatach MTB w ciągu 8 godzin [31,42].

Inny szybki test molekularny-Xpert MTB/RIF (Gene Xpert) (Cepheid, USA), zatwierdzony w 2010 r. przez WHO, ułatwia szybkie wykrywanie izolatów MTB, jak również odporność na RIF w próbkach klinicznych [42,47]. Jest to zautomatyzowany, oparty na kartridżach półilościowy test diagnostyczny reakcji łańcuchowej polimerazy w czasie rzeczywistym (RT-PCR). Jest unikalny, ponieważ uprościł proces badania molekularnego, w pełni integrując przygotowanie próbki, amplifikację i detekcję wymagane do RT-PCR. Zaletą stosowania Gene Xpert w porównaniu z konwencjonalnymi pośrednimi posiewami LJPM, hodowli płynnych lub LPA jest to, że test może być wykonany bezpośrednio na próbkach klinicznych, a wyniki są dostępne w ciągu 2 godzin, co pozwala na szybkie i odpowiednie leczenie pacjenta [12,48].

2.10. Czynniki związane z gruźlicą oporną na leki

Czynniki związane z występowaniem MDR/RR-TB w wielu środowiskach na całym świecie zostały zweryfikowane przez wielu urzędników służby zdrowia i naukowców [14,19,23,49-51]. Czynniki te dzielą się na dwie kategorie: złe zarządzanie kliniczne (np. opóźniona diagnoza, niestosowanie się pacjenta do przepisanych leków, wcześniejsze narażenie na leki przeciwgruźlicze, złe wchłanianie leków przeciwgruźliczych, błąd lekarza związany z nieodpowiednią lub niewłaściwą chemioterapią) oraz czynniki programowe (np. brak woli politycznej ze strony rządu oraz ograniczone środki na opiekę zdrowotną, nieregularne dostawy leków, złe przechowywanie leków, brak krajowych wytycznych w zakresie postępowania z pacjentami chorymi na gruźlicę, niska jakość leków oraz brak krótkiego okresu bezpośrednio obserwowanego leczenia (DOTS).

Wiele innych ważnych czynników zostało zidentyfikowanych w ostatnich publikacjach [14,46,52]. Obejmują one wcześniejszą historię leczenia gruźlicy, zakażenie HIV, kontakt z pacjentami zarażonymi gruźlicą, płeć żeńską, niestałych mieszkańców, rezydencję miejską, osoby często podróżujące, młodszy wiek, urodzonych za granicą, pracownika służby zdrowia, alkoholizm, niepożądaną reakcję na narkotyki, chorobę psychiatryczną i uzależnienie od narkotyków. W badaniu przeprowadzonym w Iranie stwierdzono również, że imigracja i bycie uchodźcą są silnie związane z wysoką częstością występowania MDR-TB [53]. W badaniu przeprowadzonym na Białorusi stwierdzono, że chorzy z historią uwięzienia, chorzy niepełnosprawni i palacze byli silnie związani z występowaniem gruźlicy wielolekoopornej [54]. W wieloośrodkowym badaniu kontrolnym przeprowadzonym w miejskim Pakistanie [46] stwierdzono silny związek między płcią męską, niskim poziomem wykształcenia i gruźlicą wielolekooporną (MDR-TB). W innym badaniu przeprowadzonym przez Ahmada i in., (2012) udokumentowano niski status społeczno-ekonomiczny i bezdomność jako czynniki związane z występowaniem gruźlicy wielolekoopornej [46]. W portugalskim badaniu stwierdzono, że cukrzyca i dożylne stosowanie leków były również związane z rozpowszechnieniem gruźlicy MDR [49]. Niektóre międzynarodowe badania, których wyniki zostały zweryfikowane przez Gomesa i wsp., wskazały również pozytywny wynik rozmazu pod koniec drugiego i trzeciego miesiąca leczenia jako kolejny czynnik związany z chorobą MDR-TB [49].

2.11. Podsumowanie epidemiologii MDR/RR-TB

Częstość występowania oporności na powszechnie stosowane leki przeciwgruźlicze rośnie na całym świecie i grozi osłabieniem skutecznej globalnej kontroli gruźlicy. Chociaż odnotowano znaczne zróżnicowanie regionalne w rozmieszczeniu tej choroby, każdy region i kraj na świecie odnotował wzrost zachorowań na gruźlicę MDR. Podczas gdy w Afryce prawdziwe obciążenie MDR/RR-TB jest prawdopodobnie niedoszacowane ze względu na brak urządzeń laboratoryjnych i zasobów do przeprowadzania DRS, w Chinach, Indiach i Rosji odnotowuje się największe obciążenie MDR/RR-TB, które stanowi ponad 45% wszystkich przypadków na świecie. Wczesne badania przeprowadzone w Botswanie w latach 1996-2008 wskazywały na rosnące zaniepokojenie gruźlicą wielolekooporną wśród urzędników służby zdrowia i decydentów politycznych. Brak jest jednak informacji na temat aktualnego obciążenia i czynników związanych z MDR/RR-TB wśród pacjentów z podejrzeniem wystąpienia DR-TB w Botswanie. Dlatego też niniejsze opracowanie ma na celu wypełnienie tej luki.

ROZDZIAŁ 3:

PROJEKTOWANIE I METODOLOGIA BADAŃ

3.1 Obszar badań

Badanie to zostało przeprowadzone w Botswanie - kraju bez dostępu do morza w południowej Afryce, o łącznej powierzchni 582 000 km², z czego tylko 5% stanowią grunty orne. Od południa i południowego wschodu graniczy z Republiką Południowej Afryki, od zachodu i północnego zachodu z Namibią, od północnego wschodu z Zimbabwe, a od północy z Zambią (rysunek 6) [16]. Administracyjnie jest on podzielony na dziewięć dzielnic: Centralna, Ghanzi, Kgalagadi, Kgatleng, Kweneng, północno-zachodnia, północno-wschodnia, południowo-wschodnia i południowa dzielnica oraz pięć rad miejskich: Francistown, Gaborone, Lobatse, Jwaneng i Selibe Phikwe. Klimat Botswany określany jest jako półsuchy, a ponad dwie trzecie powierzchni kraju pokrywa Pustynia Kalahari, zwłaszcza w południowej i zachodniej części kraju [16].

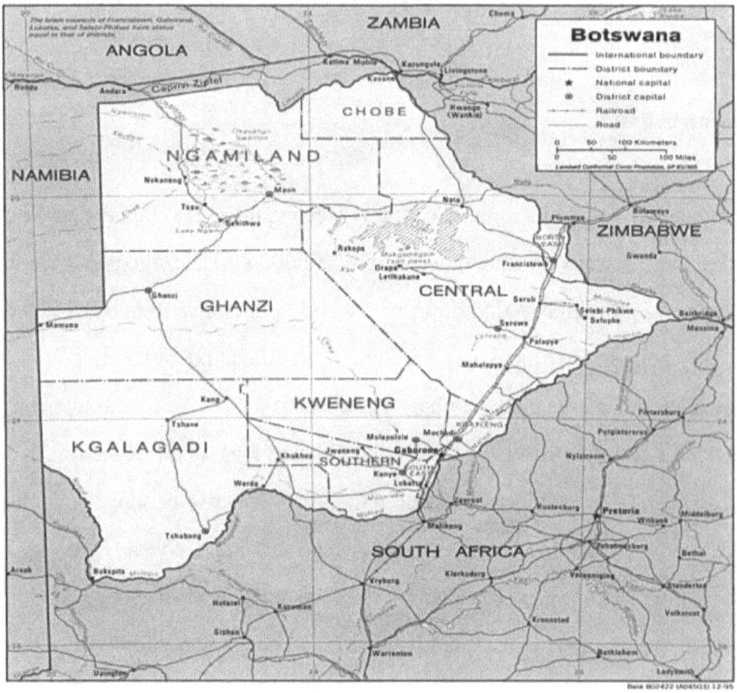

Rysunek 6: Mapa Botswany z zaznaczeniem dzielnic i krajów sąsiednich

Źródło: Atlas Świata; http://www.lib.utexas.edu/mapa/africa/ botswana_po195.jpg

Kraj ma średnią wysokość 1000 metrów nad poziomem morza. Mimo, że przez większą część roku jest gorąco i sucho, to jednak jest pora deszczowa, która trwa przez letnie miesiące od listopada do marca. Opady deszczu są zazwyczaj nieregularne, nieprzewidywalne i bardzo regionalne, a większość rzek nie jest wieloletnia. Przy niskich opadach deszczu i wysokich temperaturach Botswana jest podatna na susze, które negatywnie wpływają na bezpieczeństwo żywnościowe i sektory rolnicze kraju

[55]. Średnia roczna suma opadów waha się od 250 mm na południowym zachodzie do 650 mm na północnym wschodzie [16].

3.1.1 Ośrodki badawcze

Było to wieloośrodkowe badanie, w którym wzięły udział wybrane placówki publicznej służby zdrowia w Botswanie, które zapewniały opiekę zdrowotną osobom podejrzanym o gruźlicę typu DR. Te publiczne ośrodki zdrowia, które służyły jako podstawowe miejsca badań, obejmowały szpitale referencyjne (Princess Marina Hospital, Nyangabgwe Referral Hospital), szpitale rejonowe (Letsholathebe 11 Memorial Hospital i Sekgoma Memorial Hospital), szpitale podstawowe (Tutume Primary Hospital, Masunga Primary Hospital, Gumare Primary Hospital, Ghanzi Primary Hospital, Tsabong Primary Hospital, Hukuntsi Primary Hospital, Letlhakane Primary Hospital, Mahalapye Government Hospital, Rakops Primary Hospital, Tonota Clinic Laboratory i Palapye Primary Hospital); Dystryktowe Zespoły Zarządzające ds. Zdrowia (Wielkie Francistown, Dystrykt Chobe, Podstrykt Mahalapye, Dystrykt Południowo-Wschodni, Podstrykt Okavango i Dystrykt Południowy). Inne ośrodki badawcze to National TB Reference Laboratory, National Health Laboratory oraz Botswana National TB Program w siedzibie Ministerstwa Zdrowia). Wszystkie te placówki zostały włączone do badania, ponieważ były one odpowiedzialne za zarządzanie pacjentami podejrzanymi o gruźlicę typu DR-TB.

3.2 Profil kraju

3.2.1 Profil demograficzny

Na podstawie spisu ludności w 2011 r. Botswana ma niewielką, ale szybko rosnącą populację, szacowaną na 2 038 228 osób, jedną z najmniejszych w Afryce, co daje średnią gęstość zaludnienia na poziomie 3,5/km^2 [16,56]. Szacowane roczne tempo wzrostu liczby ludności w latach 2001-2011 wynosiło 1,9%, co wskazuje na zmniejszanie się tempa wzrostu w czasie. Według rocznego raportu na temat gruźlicy w 2013 r., większość ludności kraju (62%) mieszka na terenach miejskich we wschodniej części kraju, a 38% na terenach wiejskich. Struktura wiekowa ludności kraju jest podzielona na trzy grupy wiekowe, w których dzieci poniżej 15 roku życia stanowiły 32,6% ogółu ludności w 2010 r., podczas gdy udział ludności w grupie wiekowej 15-64 lata wynosił 63,4%. Osoby starsze w grupie wiekowej 65+ stanowiły zaledwie 4% ogółu ludności. Średnia długość życia w Botswanie zmniejszyła się o ponad 10 lat z powodu pandemii HIV/AIDS z 64,3 lat w 1998 r. do 55. 6 lat do 2006 r. [16].

3.2.2. Kontekst społeczno-gospodarczy

Botswana przekształciła się z jednego z najbiedniejszych krajów świata w momencie uzyskania niepodległości w 1966 r. (z PKB per capita wynoszącym 70 USD) w kraj o wyższym średnim dochodzie, z produktem krajowym brutto (PKB) per capita wynoszącym w 2006 r. ponad 14,79 mld USD. Podstawą gospodarki kraju jest górnictwo, a w szczególności wydobycie diamentów, które jest głównym czynnikiem wysokiego wzrostu gospodarczego w ostatnich latach [3]. Stanowi on ponad jedną trzecią około 42% PKB; prawie wszystkie dochody z eksportu i połowę dochodów rządu. Inne minerały eksportowe obejmują miedź i nikiel. Produkcja przemysłowa, budownictwo i rolnictwo stanowią 3-6% PKB kraju, podczas gdy turystyka i usługi finansowe stanowią 9,7% PKB. Rolnictwo na własne potrzeby i eksport wołowiny do

Unii Europejskiej, turystyka i hotele to inne ważne sektory, które wnoszą około 10,5% do gospodarki krajowej, podczas gdy usługi rządowe stanowią około 15% PKB [16].

Rząd pozostaje największym pracodawcą, podczas gdy na sektor górniczy przypada jedynie 3% formalnego zatrudnienia. Jednak pomimo tego, że rząd jest największym pracodawcą, bezrobocie w Botswanie pozostaje na bardzo wysokim poziomie, szczególnie wśród młodzieży, i w 2008 r. zostało oszacowane na 26,6 % z 17,6 % w roku 2005. Bezrobocie jest wyższe w miastach niż na wsi, a bezrobocie kobiet przewyższyło bezrobocie mężczyzn o około 30%, co sprawiło, że znaczna część populacji prawie, bo 19%, jest uzależniona od tego czy innego rodzaju systemu pomocy społecznej [16]. Są to osoby bez środków do życia, sieroty i osoby żyjące z HIV i AIDS. Wskaźniki alfabetyzacji dorosłych i zapisów do szkół gwałtownie wzrosły od momentu uzyskania niepodległości: wskaźnik alfabetyzacji dorosłych wynosił 81% w 2003 r., podczas gdy dzieci w wieku szkoły podstawowej mają zapewniony dostęp do 10 lat edukacji podstawowej [16].

3.2.3 Przegląd usług zdrowotnych

System opieki zdrowotnej w Botswanie składa się z 28 okręgów służby zdrowia i opiera się na podstawowej opiece zdrowotnej. System opieki zdrowotnej, a w szczególności usługi związane z gruźlicą, są wysoce zdecentralizowane, a usługi są świadczone za pośrednictwem rozbudowanej sieci placówek służby zdrowia (szpitali, przychodni, placówek służby zdrowia i mobilnych klinik), przy czym głównym dostawcą usług zdrowotnych jest rząd [3]. Do 90% usług zdrowotnych świadczonych jest przez rząd i państwowe - wspierane szpitale misyjne, a pozostałe 10% przez prywatnych lekarzy, prywatne szpitale, organizacje religijne i firmy górnicze. Dostęp do świadczeń zdrowotnych, zgodnie z definicją "zamieszkiwania w promieniu 8 km^2 dowolnej placówki zdrowotnej", wynosi około 95%, a świadczenia gruźlicy są dostępne bezpłatnie niezależnie od płci, wyznania, miejsca pochodzenia czy statusu imigranta [3,12].

Wytyczne Botswany dotyczące DR-TB są zgodne z zaleceniami WHO dotyczącymi programowego postępowania z chorobą z rozpoznaniem wspomaganym przez zdecentralizowane molekularne testy DST z użyciem Gene Xpert w wybranych placówkach zdrowia publicznego oraz scentralizowane fenotypowe testy DST z użyciem LJPM wykonywane w NTRL [3,16]. Tylko pacjenci uważani za narażonych na wysokie ryzyko wystąpienia gruźlicy typu MDR-TB, pacjenci straceni w wyniku obserwacji, przypadki nawrotu choroby i niepowodzenia w leczeniu byli badani na obecność gruźlicy typu DR w okresie objętym przeglądem. Nowe przypadki zostały poddane testom DST przy użyciu Gene Xpert, podczas gdy poprzednio leczone przypadki gruźlicy były testowane przy użyciu LJPM. Zgodnie z obowiązującą w kraju rutynową polityką testowania w kierunku HIV wszystkie osoby z objawami gruźlicy otrzymały możliwość wykonania testu w kierunku HIV [57].

Zarządzanie informacją o pacjencie w publicznych placówkach zdrowia odbywało się za pomocą wielu systemów [3,16]. Obejmowały one Zintegrowany System Zarządzania Pacjentami (IPMS), Elektroniczne Rejestry Gruźlicy (ETR), Systemy Informacji Laboratoryjnej DISA oraz rejestry w formie papierowej, które umożliwiały dostęp do informacji o wszystkich pacjentach cierpiących na gruźlicę w każdym momencie.

3.2.4 Profil zdrowotny Botswany

Botswana przechodzi obecnie transformację zdrowotną, co wskazuje na spadek zachorowalności dzieci i wzrost zachorowań na choroby niezakaźne, takie jak nadciśnienie tętnicze, choroby układu krążenia i cukrzyca [12,29]. Jednak sytuacja zdrowotna w kraju w dużej mierze charakteryzuje się wysoką częstością występowania chorób zakaźnych, takich jak gruźlica, HIV i malaria, które są głównymi przyczynami złego stanu zdrowia i 45% wszystkich zgonów [12]. Wskaźnik zachorowalności na gruźlicę wyniósł 305 na 100 000 mieszkańców i był jednym z najwyższych na świecie, a częstość występowania HIV w populacji ogólnej oszacowano na 17,6% w 2008 roku i wyższą (20,4%) u kobiet w porównaniu z 14,2% u mężczyzn. Wykrycie przypadku gruźlicy było o 71% niższe od celu WHO wynoszącego 85%, a sukces leczenia nadal pozostawał w tyle za globalnym celem 81,4% w porównaniu z 85% [16]. Jednakże, w porównaniu z innymi krajami SSA, Botswana cieszyła się lepszymi wskaźnikami rozwoju i zdrowia, które również spełniają Milenijny Cel Rozwoju 4 (MCR 4) [12]. (Tabela 3).

Tabela 3: Wskaźniki demograficzne i zdrowotne (2011 r.)

Wskaźnik	Wartość
Całkowita długość życia przy urodzeni	u 62
Średnia długość życia mężczyzn przy urodzeni	u 61
Średnia długość życia kobiet przy urodzeni	u 63
Realny PKB per capita (USD)	14,79 mld USD
Rozwój społeczny Wskaźnik **124**	
Śmiertelność niemowląt (na 1000)	17
Śmiertelność noworodków (na 1000)	29
Śmiertelność okołoporodowa matek (na 1000)	326

W ramach Pięciu Śmiertelności (na 1000) 53

Źródło: WHO, 2014 R.

3.3 Projekt studium

Badanie to zostało oparte na retrospektywnym przeglądzie dokumentacji medycznej pacjentów podejrzanych o gruźlicę typu DR, którzy w okresie od stycznia 2013 r. do grudnia 2014 r. otrzymali opiekę w 33 publicznych ośrodkach zdrowia w Botswanie. Projekt badania miał na celu dostarczenie "migawkowego ujęcia" aktualnej chorobowości MDR/RR-TB w badanej populacji i czynników z nią związanych. Główną zaletą tego badania retrospektywnego w stosunku do projektu perspektywicznego była jego wykonalność pod względem czasu i zasobów, w związku z czym jego przeprowadzenie wymagało mniej czasu, wysiłku i pieniędzy.

3.4 Badana populacja

Badaną populację stanowili pacjenci podejrzani o gruźlicę typu DR-TB otrzymujący opiekę w publicznych zakładach opieki zdrowotnej w Botswanie. W badaniu tym nie pobrano próbek; zamiast tego przeprowadzono spis wszystkich kwalifikujących się przypadków gruźlicy. Badaniem objęto wszystkie nowe i wcześniej leczone przypadki gruźlicy z chorobą płuc, zarówno mężczyzn, jak i kobiety ze wszystkich grup wiekowych z wynikami DST z platformy LJPM lub Gene Xpert, natomiast z badania wyłączono przypadki gruźlicy pozapłucnej, pacjentów bez wyników DST, pacjentów bez kategorii pacjentów (tj. nowych lub wcześniej leczonych) oraz pacjentów poszukujących opieki nad gruźlicą w prywatnym ośrodku zdrowia. Ponadto z badania wyłączono wszystkie przypadki, które wykazały rozbieżne wyniki między LJPM i Gene Xpert. Rysunek 7 ilustruje kryteria przyjęć na studia w badanej populacji.

Rysunek 7: Rekrutacja badanej populacji

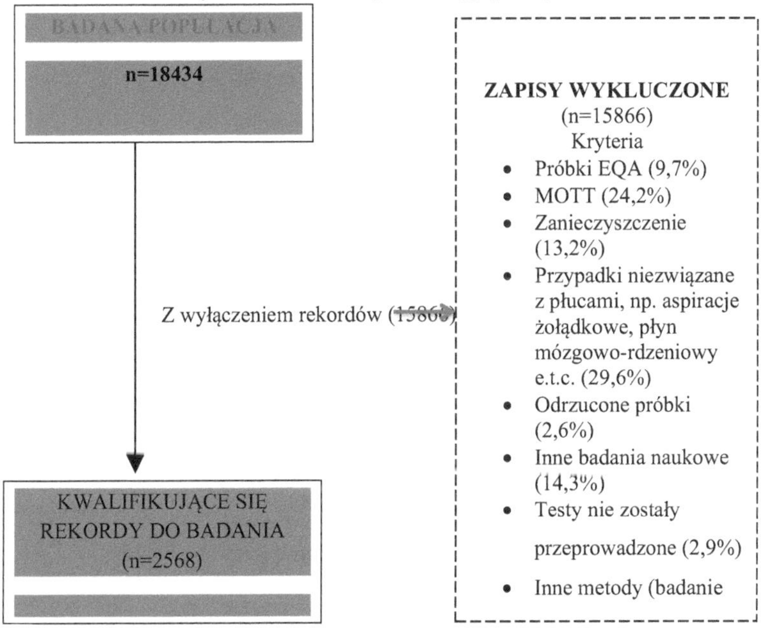

3.5 Gromadzenie danych

W okresie badania obejmującym styczeń, 2013 r. i grudzień 2014 r. dokonano przeglądu 15866 przypadków gruźlicy w 33 wybranych publicznych placówkach służby zdrowia w Botswanie i tylko 2568 kwalifikujących się przypadków badanych na gruźlicę DR przy użyciu LJPM i Gene Xpert, które stanowią obecny standard opieki nad gruźlicą, zostało wyekstrahowanych i zgłoszonych do badania. Istotne informacje demograficzne (wiek, płeć, miejsce zamieszkania pacjenta (miasto/powieś w porównaniu do wsi), dane kliniczne (status HIV, stan wymazu, kategoria pacjenta) oraz dane laboratoryjne (zastosowana metoda testu na oporność na leki i wyniki testu DST) zostały wyekstrahowane na poziomie podstawowym z rejestrów laboratoryjnych, rejestrów leczenia, bazy danych NTRL i ETR. Główny badacz z pomocą koordynatorów ds. gruźlicy wykorzystał wstępnie przetestowany standardowy formularz listy kontrolnej, opracowany specjalnie na potrzeby tego badania, w celu zebrania danych ze wszystkich przeglądanych dokumentacji medycznej.

3.5.1 Definicje operacyjne

W niniejszym badaniu wykorzystano następujące definicje zgodne z wytycznymi MDR/RR-TB [57-59].

- MDR-TB zdefiniowano jako oporność in vitro na co najmniej INH i RIF.
- Oporność RIF zdefiniowano jako oporność in vitro tylko na RIF - zastępczy marker MDR-TB.
- Nowy przypadek gruźlicy został zdefiniowany jako pacjent, który nigdy wcześniej nie leczył się na gruźlicę lub stosował ją przez okres krótszy niż jeden miesiąc.

- Poprzednio leczony przypadek gruźlicy został zdefiniowany jako przypadek pacjenta, który wcześniej leczył gruźlicę przez ponad miesiąc i obejmował pacjentów powracających po nawrocie choroby, niepowodzeniu leczenia oraz zaniedbaniu leczenia.
- Podejrzani pacjenci z gruźlicą typu DR są kierowani do pacjentów z gruźlicą, którzy wcześniej byli leczeni z powodu gruźlicy, zanim tacy pacjenci stracili możliwość obserwacji, nawracających przypadków i niepowodzeń w leczeniu lub do pacjentów z gruźlicą zakażonych szczepem DR-TB.

3.5.2 Wynik odsetkowy

Przegląd ten miał na celu zmierzenie częstości występowania i czynników związanych z MDR/RR-TB wśród pacjentów podejrzewanych o DR-TB otrzymujących opiekę w publicznych ośrodkach zdrowia w Botswanie. Częstość występowania MDR/RR-TB obliczono dla całej próby i poddano stratyfikacji dla nowych i uprzednio leczonych chorych na gruźlicę.

3.6 Analiza danych

Dane zostały dwukrotnie wprowadzone do arkusza kalkulacyjnego Excel w celu zapewnienia dokładności i wyeksportowane do programu Statystyczny Pakiet dla Nauk Społecznych (SPSS), (wersja 21, SPSS, Inc Chicago, Illinois, USA) do analizy. Obliczono udział MDR/RR-TB w badanej populacji. W celu zbadania związku pomiędzy zmienną zależną MDR/RR-TB a różnymi czynnikami demograficznymi i klinicznymi przeprowadzono analizę biwarianową. Wszystkie czynniki, które były istotne w analizie dwuwartościowej zostały wprowadzone do analizy wieloczynnikowej regresji logistycznej, a wyniki zostały wyrażone jako wskaźniki kursów (OR) przy 95% przedziale ufności (CI). Dla wszystkich analiz statystycznych *p* wartość $<0,05$ została uznana za znaczącą.

3.7 Względy etyczne

Do przeprowadzenia tego badania wykorzystano rutynowo zebrane dane pacjenta z jego dokumentacji medycznej przechowywanej w publicznych zakładach opieki zdrowotnej. Retrospektywny charakter tego badania oznaczał, że świadoma zgoda pacjentów nie była konieczna. Etyki Badań Medycznych (MREC) Uniwersytetu Nauk o Zdrowiu Sefako Makgatho w Pretorii, Republika Południowej Afryki (numer referencyjny: MREC/H/21/2013: PG), a zezwolenie na prowadzenie badań w Botswanie zostało udzielone przez Komitet Badań nad Rozwojem Zdrowia Ministerstwa Zdrowia (numer referencyjny PPME - 13/18/1 Vol V111 (269). Dalsze zezwolenia na dostęp do dokumentacji medycznej pacjenta uzyskano od Institutional Review Boards (IRBs) ośrodków badawczych lub bezpośrednio od dyrektorów generalnych.

Rozdział 4:

WYNIKI BADAŃ

4.1. Rekrutacja badanej populacji

W tym retrospektywnym badaniu wzięło udział łącznie 2568 chorych na gruźlicę, którzy otrzymali opiekę w publicznych placówkach zdrowia w Botswanie i spełnili kryteria włączenia. Obejmowały one 917 (35,7%) nowych przypadków gruźlicy i 1651 (64,3%) wcześniej leczonych przypadków gruźlicy. Próba składała się głównie z mężczyzn, którzy stanowili 1317 osób (51,3%), podczas gdy przypadki kobiet stanowiły 1159 osób (45,1%), dając stosunek liczby mężczyzn do liczby kobiet na poziomie 1,14: 1. Najczęściej byli to dorośli pacjenci w średnim wieku 40,8 lat (od 1 do 88 lat). Spośród przypadków objętych badaniem, większość pacjentów 1471 (57,3%) zamieszkiwała obszary miejskie/powierzchniowe, a ogólna prewalencja HIV w badanej populacji została oszacowana na 55,5% (Tabela 4).

Tabela 4: Charakterystyka społeczno-demograficzna badanej populacji (n=2568)

Zmienna	**Częstotliwość:**
Grupa wiekowa (w latach)	
< 14 lat	87 (3.4%)
>14 lat	2083 (81.1%)
Nieznany	398 (15.5%)
Płeć	
Mężczyzna	1317 (51.3%)
Kobieta	1159 (45.1%)
Nieznany	92 (3.6%)

status HIV	
Pozytywny	1426 (55.5%)
Negatywny	394 (15.3%)
Nieznany	748 (29.1%)
Status wymazu	
Pozytywny	497 (19.3%)
Negatywny	1273 (49.6%)
Nieznany	798 (31.1%)
Miejsce zamieszkania pacjenta	
Miejski/perytorialny	1471 (57.3%)
Wiejski	1090 (42.4%)
Inne	7 (0.3%)
Kategoria pacjenta	
Nowe przypadki gruźlicy	917 (35.7%)
Poprzednio leczone przypadki gruźlicy	1651 (64.3%)
Metoda DST	
Gene Xpert	863 (33.6%)
LJPM	1705 (66.4%)

4.2 Występowanie MDR/RR-TB w Botswanie

Łącznie 2568 dokumentacji medycznej pacjentów podejrzanych o DR-TB, którzy testowali na DR-TB albo z Gene Xpert i konwencjonalnym LJPM zostały włączone do tego badania retrospektywnego. Ogółem gruźlicę MDR/RR-TB zgłoszono w 139 przypadkach (5,4%), w tym 1,3% wśród nowych przypadków gruźlicy i 7,7% wśród poprzednio leczonych (wykres 8).

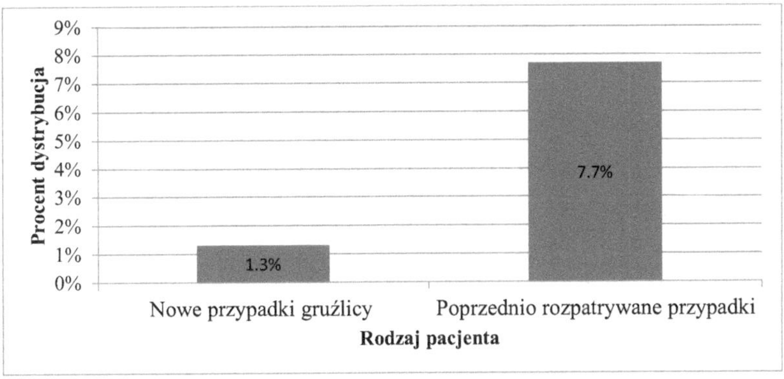

Rysunek 8: Udział MDR/RR-TB wśród nowych i wcześniej leczonych przypadków gruźlicy

4.3 Podział MDR/RR-TB według płci i grupy wiekowej

Rysunek 9 poniżej przedstawia rozkład MDR/RR-TB w podziale na płeć i grupę wiekową. Największy udział MDR/RR-TB w Botswanie wystąpił wśród mężczyzn w grupie wiekowej 35-44 lata.

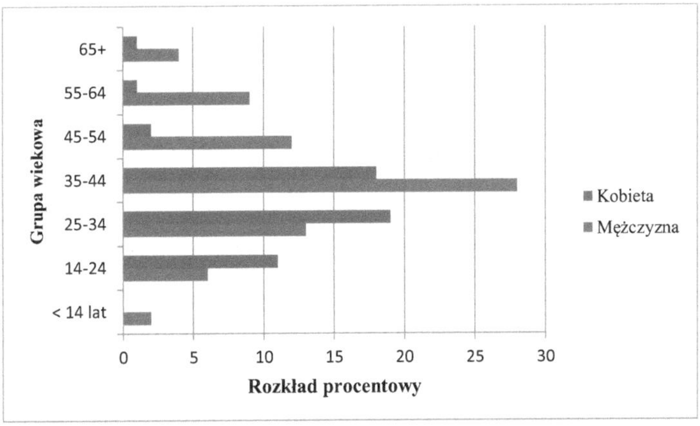

Rycina 9: Rozkład chorych na MDR/RR-TB w podziale na grupy wiekowe i płeć

4.4 Występowanie przypadków MDR/RR-TB rozwarstwionych zgodnie z zastosowaną metodą badania

Rysunek 10 przedstawia rozkład MDR/RR-TB według metody badania. Ze 139 przypadków MDR/RR-TB zidentyfikowanych podczas przeglądu, 100 (71,9%) przypadków zostało wykrytych przez konwencjonalny DST przy użyciu LJPM, a 39 (28,1%) przy użyciu szybkiej technologii molekularnej Gene Xpert.

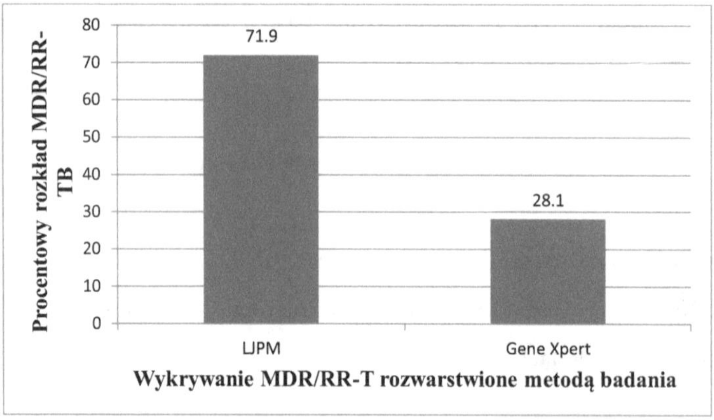

Rysunek 10: Wykrywanie MDR/RR-TB rozwarstwione metodą badania

4.5 Czynniki związane z występowaniem MDR/RR-TB w Botswanie

W tabeli 5 poniżej przedstawiono czynniki związane z częstością występowania MDR/RR-TB wśród chorych z podejrzeniem wystąpienia DR-TB w Botswanie. Uwarunkowania społeczno-demograficzne, takie jak wiek, płeć, miejsce zamieszkania chorego, kategoria pacjenta, status HIV i stan rozmazu, zostały ocenione pod kątem związku z występowaniem MDR/RR-TB w badanej populacji. W analizie dwuczynnikowej chory na gruźlicę MDR/RR częściej był mieszkańcem miasta (p<0,008), wymaz dodatni (p<0,001), HIV dodatni (p=0,005), a wcześniej leczony przypadek gruźlicy (p<0,001). Nie stwierdzono, aby płeć i wiek były związane z występowaniem MDR/RR-TB.

Jednak w wieloczynnikowej analizie regresji logistycznej tylko historia wcześniejszego leczenia gruźlicy i wymaz dodatni były w tym badaniu związane z częstością występowania MDR/RR-TB (p < 0,05), natomiast HIV i mieszkanie na terenach miejskich nie były związane z częstością występowania choroby (p > 0,05) (tabela 5).

Tabela 5: Wieloczynnikowa regresja logistyczna czynników związanych z częstością występowania MDR/RR-TB wśród pacjentów z podejrzeniem DR-TB

Czynnik	**LUB (95% CI)**	***wartość p-wartość***
Przypadki zakażenia wirusem HIV w porównaniu z przypadkami zakażenia wirusem HIV w ujęciu negatywnym	.759 (.477 – 1.208)	.245
Przypadki wymazu dodatniego w porównaniu z wymazem ujemnym	20.130 (11.916 - 33.860)	<0.001
Ludność miejska a ludność wiejska	.758 (.480 – 1.197)	.234
Poprzednio leczone przypadki gruźlicy a nowe przypadki gruźlicy	4.468 (2.095 – 9.529)	<0.001

- *LUB Współczynnik Szans; HIV Ludzki Wirus Niedoboru Odporności; CI Interwał zaufania*

ROZDZIAŁ 5:

OMÓWIENIE, WNIOSKI I ZALECENIA

5.1 Wprowadzenie

W rozdziale 4 przedstawiono wyniki badań, a w tym rozdziale omówione zostaną wyniki badań w kontekście głównego pytania badawczego i aktualnej literatury. Kończy się ona wnioskami wyciągniętymi na podstawie wyników badania oraz ograniczeniami napotkanymi w trakcie jego trwania. Na końcu tej sekcji przedstawiono również zestaw proponowanych zaleceń dla decydentów politycznych i urzędników ds. zdrowia publicznego.

5.2 Dyskusja

Botswana ma jeden z najwyższych na świecie wskaźników zachorowań na gruźlicę, szacowany na 305 przypadków na 100 000 mieszkańców, a także udokumentował rosnący wzrost zachorowań na gruźlicę MDR-TB w poprzednich krajowych DRS przeprowadzonych w latach 1996-2008 [3,15]. Opóźnienia w terminowym rozpoznawaniu gruźlicy wielolekoopornej doświadczanej przez LJPM, nieadekwatne szybkie, bardziej czułe i specyficzne techniki leczenia gruźlicy wielolekoopornej oraz niestosowanie się do leczenia przez pacjentów zostały zgłoszone jako najważniejsze czynniki tej epidemii. Dlatego też w celu przezwyciężenia tej choroby konieczne jest szybkie i właściwe postępowanie w przypadkach MDR/RR-TB, w tym ścisłe przestrzeganie zasad terapii [60]. W tym kontekście w niniejszym badaniu oceniono obecne obciążenie i czynniki związane z MDR/RR-TB wśród pacjentów z podejrzeniem wystąpienia DR-TB w Botswanie, wykorzystując dane zebrane od pacjentów z 33 publicznych zakładów opieki zdrowotnej, obejmujące okres od stycznia, 2013 r. do grudnia 2014 r.

W badaniu tym większość osób podejrzewanych o DR-TB stanowili mężczyźni i starsi o średnim wieku 40,8 roku (zakres od 1 do 88 lat; ± SD16,3 roku). Rozkład ten jest podobny do tego, jaki zaobserwowali Malangu i Yamutamba (2016) w swoich południowoafrykańskich badaniach, w których większość wcześniej leczonych przypadków gruźlicy stanowili mężczyźni i osoby powyżej 40 roku życia [61]. Inne badanie przeprowadzone w Portugalii przez Oliveiria i jej współpracowników również wykazało średni wiek 40 lat wśród badanej populacji (przedział 13-86 lat), przy czym 71,2% badanych to mężczyźni [62]. Jednak średni wiek chorych w badaniu przeprowadzonym wcześniej przez Malangu i Ibrahim (2014 r.) w RPA był nieco niższy i wynosił 36,9 ± 11,9 roku, wahając się od 12 lat do 82 lat, przy czym większość (56,7%) uczestników stanowiły kobiety [63].

W tym badanu ogólny wskaźnik gruźlicy MDR/RR wśród badanej populacji wynosił 5,4%, w tym 1,3% wśród nowych przypadków gruźlicy i 7,7% wśród poprzednio leczonych. Wynik ten jest zgodny z raportami WHO dotyczącymi gruźlicy w latach 2015 i 2016, które dokumentują niski poziom MDR/RR-TB (<3%) wśród nowych przypadków gruźlicy w wielu częściach świata [1,60,63]. W ostrym kontraście, inne środowiska w regionie afrykańskim WHO odnotowały wyższe wskaźniki MDR/RR-TB. Wskaźnik MDR/RR-TB wśród nowych i wcześniej leczonych przypadków gruźlicy w Nigerii, Demokratycznej Republice Konga, Etiopii, Republice Południowej Afryki i Somalii wynosi odpowiednio 4,3% i 25%; 3,2% i 14%; 2,7% i 14%; 3,5% i 7,1%; 8,7% i 47% [1]. Różnica w ustaleniach między nowymi przypadkami a poprzednio leczonymi przypadkami gruźlicy w tym badaniu może być spowodowana różnicą w odsetku nowych przypadków i poprzednio leczonych przypadków w populacji próby, ponieważ większość przypadków w tym badaniu była poprzednio leczona na gruźlicę. Wyniki wyraźnie wskazują również, że wcześniej leczeni chorzy na gruźlicę byli bardziej skłonni do przenoszenia MDR/RR-TB niż nowo rozpoznane przypadki gruźlicy [1,9,10].

Poprzednie badania etiopskie donosiły, że niewłaściwy schemat leczenia przepisywany przez personel medyczny, słaba przynależność pacjentów, wcześniejsze narażenie na leki przeciwgruźlicze były częstymi czynnikami wpływającymi na częstość występowania gruźlicy typu DR [31,63,64]. Inne badania przeprowadzone w innych ośrodkach również wskazywały na młodszy wiek, pobyt w mieście, niestałych mieszkańców, znany kontakt z gruźlicą, ludność wiejską, zakażenie HIV i płeć żeńską [24] jako najczęstsze czynniki związane z rozpowszechnieniem oporności na leki. W tym badaniu wykazano, że wcześniejsze leczenie gruźlicy i jej wymaz pozytywny był silnie związany z częstością występowania MDR/RR-TB ($p < 0,05$). W naszym badaniu nie zaobserwowano jednak istotnego statystycznie związku między występowaniem MDR/RR-TB a określonymi cechami pacjentów, takimi jak wiek, płeć, status HIV i typ populacji, tj. miejski i wiejski ($p > 0,05$).

Obecne badanie wykazało również, że kategoria pacjentów była związana z wysoką częstością występowania MDR/RR-TB. Bycie uprzednio leczonym przypadkiem gruźlicy wiązało się z występowaniem MDR/RR-TB 6,278 razy w porównaniu z nowym przypadkiem gruźlicy. Wynik ten jest zgodny z wieloma badaniami przeprowadzonymi w innych częściach świata, które wskazywały, że najważniejszym czynnikiem związanym z rozpowszechnieniem MDR/RR-TB była wcześniejsza ekspozycja na leczenie przeciwgruźlicze [9,10,28,65-67]. Stwierdzenie to może być związane z niezadowalającym przestrzeganiem zaleceń przez pacjentów lub lekarzy, brakiem nadzoru nad leczeniem, tj. DOTS, niewłaściwymi schematami działania leków, niewystarczającą lub nieregularną podażą leków, które powodują mutacje bakterii i rozwój oporności na leki [9].

W badaniu tym stan rozmazu był również związany z występowaniem MDR/RR-TB. Prawdopodobieństwo wystąpienia MDR/RR-TB było 17 razy większe u pacjentów z wymazem dodatnim niż u pacjentów z wymazem ujemnym. Ustalenie to jest zgodne z innymi badaniami przeprowadzonymi w Tajlandii i Iranie [68,69]. Jednym z możliwych wyjaśnień jest to, że dodatnia wymazowość pod koniec okresu leczenia może być raczej wynikiem oporności na leki niż ich przyczyny. Wiek i płeć nie były jednak związane z częstością występowania MDR/RR-TB w tym badaniu w porównaniu z badaniami przeprowadzonymi w innych ośrodkach, w których stwierdzono, że wiek i płeć były istotnymi czynnikami związanymi z MDR/RR-TB [66,70].

W badaniu malezyjskim nie znaleziono żadnego istotnego związku między wiekiem a rozwojem gruźlicy MDR [66]. Badanie przeprowadzone w Pakistanie wykazało jednak, że wczesny wiek 10-25 lat jest silnym czynnikiem ryzyka rozwoju gruźlicy MDR [70]. Te sprzeczne wyniki wskazują, że nie ma ugruntowanego związku między wiekiem a występowaniem gruźlicy wielolekooopornej, ponieważ w różnych badaniach wykorzystano różne punkty odcięcia w różnych grupach wiekowych w porównaniu z tym badaniem, w którym porównywano młodszych pacjentów poniżej 14 roku życia do pacjentów w wieku 14 lat i starszych.

Na podstawie danych uzyskanych w tym badaniu konieczne jest wczesne wykrycie przypadku i szybkie rozpoczęcie odpowiedniej terapii w celu przerwania dalszej transmisji. Ukierunkowana polityka dotycząca uprzednio leczonych pacjentów z gruźlicą i przypadków wymazu dodatniego, w tym wdrożenie wysokiej jakości programu DOTS, obejmującego nadzór i kontrolę pacjentów przyjmujących leki, znacznie zmniejszy obciążenie chorobą. Istnieje potrzeba wzmocnienia systemów monitorowania nadzoru nad opornością na leki, mających na celu gromadzenie i porównywanie danych oraz wdrożenie skutecznych środków kontroli zakażeń, które powinny być ukierunkowane na przerwanie przenoszenia nowych zakażeń.

To badanie miało swoje własne ograniczenia:

1. Badanie przeprowadzono retrospektywnie i w związku z tym stwierdzono nieodłączne ograniczenia projektowe charakteryzujące się niekompletnością lub brakiem danych. W celu przezwyciężenia tego ograniczenia, wszystkie zapisy z brakującymi wynikami DST i kategorią pacjenta zostały wyłączone z badania.

2. Instrument wykorzystywany do gromadzenia danych może mieć ograniczoną wiarygodność, ponieważ został opracowany przez badacza i nigdy wcześniej nie był używany ani testowany. Dlatego też, aby zaradzić temu ograniczeniu, przyrząd badawczy został wstępnie przetestowany przed rozpoczęciem badania, a także poddany kontroli przez ekspertów w dziedzinie gruźlicy w celu upewnienia się, że zebrał pożądane informacje.

3. Aktualne dane zostały zebrane tylko od pacjentów z podejrzeniem gruźlicy typu DR i dlatego mogą nie odzwierciedlać wszystkich przypadków gruźlicy.

4. Czynniki związane z częstością występowania MDR/RR-TB ograniczały się jedynie do wieku, płci, statusu HIV, statusu rozmazu, typu populacji i kategorii pacjentów.

5. Kolejnym ograniczeniem była ograniczona populacja przypadków MDR/RR-TB. Aby przezwyciężyć to ograniczenie i uzyskać bardziej przekonujące wyniki, nie przeprowadzono kontroli wyrywkowej, lecz przeprowadzono spis wszystkich dostępnych i kwalifikowalnych przypadków.

6. Badanie zostało ograniczone do dwuletniego okresu, w którym zebrano wystarczającą ilość danych. Możliwe jest jednak, że dłuższy lub krótszy okres może prowadzić do różnych ustaleń.

7. Wyniki tego badania mogą być uogólnione tylko na grupy wysokiego ryzyka pacjentów z gruźlicą typu DR-TB.

Pomimo tych wszystkich ograniczeń, badanie dostarczyło użytecznych informacji na temat aktualnego obciążenia i czynników związanych z rozpowszechnieniem MDR/RR-TB wśród pacjentów podejrzewanych o gruźlicę typu DR w Botswanie, które mogą być wykorzystane do lepszego planowania leczenia gruźlicy w kraju oraz do dalszych badań.

5.3 Wniosek

Badanie to zostało przeprowadzone w celu ujawnienia aktualnych danych na temat częstości występowania i czynników związanych z MDR/RR-TB wśród pacjentów z podejrzeniem oporności na leki w Botswanie w okresie od stycznia 2013 r. do grudnia 2014 r. W oparciu o uzyskane wyniki, badanie to wykazało niski poziom MDR/RR-TB w Botswanie. Dotychczasowe leczenie przeciwgruźlicze i dodatni rozmaz były jedynymi statystycznie istotnymi czynnikami związanymi z występowaniem MDR/RR-TB w badanej populacji. Dlatego też w strategiach zwalczania MDR/RR-TB należy położyć większy nacisk na skuteczną realizację strategii DOTS, rozbudowę i wzmocnienie możliwości laboratoryjnych, stały nadzór nad opornością na leki, zapobieganie rozwojowi nowych przypadków MDR/RR-TB oraz leczenie istniejących pacjentów. Dalsze interwencje powinny koncentrować się na wzmocnieniu działań w zakresie kontroli zakażeń gruźlicą oraz na wszystkich źródłach, które obecnie napędzają tę epidemię.

5.4 Zalecenia

W oparciu o wyniki tego badania proponuje się następujące zalecenia:

1. Wzmocnienie mechanizmów stałego nadzoru nad gruźlicą DR-TB na wszystkich poziomach opieki zdrowotnej, od placówek podstawowej opieki zdrowotnej do krajowych ośrodków skierowań.
2. Pilnie rozszerzyć molekularne testy diagnostyczne dla DR-TB na wszystkie obiekty jako wstępne narzędzie diagnostyczne w celu poprawy wykrywania przypadków i zapobiegania dalszemu przenoszeniu choroby.
3. Zapobieganie przenoszeniu się choroby poprzez skuteczne środki kontroli zakażeń.

4. Należy wzmocnić zarządzanie łańcuchem dostaw, aby umożliwić łatwe pozyskiwanie odczynników i materiałów do badań odporności na leki.
5. Pożądane są badania hodowlane i DST MTB dla każdego pacjenta.
6. Badania operacyjne powinny być prowadzone w regularnych odstępach czasu w celu oceny tendencji w zakresie gruźlicy typu DR-TB.

REFERENCJE

1. Światowa Organizacja Zdrowia. Global Tuberculosis Report 2016. Światowa Organizacja Zdrowia, 2016. WHO/HTM/TB/2016.13.

2. Palomino JC, Martin A. Mechanizmy oporności na leki w *Mycobacterium tuberculosis*. *Antybiotyki* 2014, 3, 317-340.

3. Ministerstwo Zdrowia Botswany. Krajowy Program Zwalczania Gruźlicy Combined Annual Report 2013 - 2014. Ministerstwo Zdrowia, Republika Botswany, Gaborone, str. 22.

4. Taghizade MH, Emami MZ, Khademi GH, Bahreini A, Saeidi M. Tuberculosis: Przeszłość, teraźniejszość i przyszłość. *Int Int J Pediatr* 2016; 4(1): 1243-54.

5. Pandey P, Pant ND, Rijal KR, Shrestha B, Kattel S, Banjara MR, Maharjan B, Rajendra KC. Dokładność diagnostyczna testu GeneXpert MTB/RIF w porównaniu do konwencjonalnej metody badania wrażliwości na leki w diagnostyce gruźlicy wielolekoopornej. *PLoS ONE* 2017 12(1).

6. Nebenzahl-Guimaraes H, Verhagen LM, Borgdorff MW, van Soolingen D. Transmission and progression to disease of Mycobacterium tuberculosis Phylogenetic lineages in the Netherlands. J Clin Microbiol. 2015; 53:3264-3271.

7. Narasimhan P, Wood J, MacIntre CR, Mathai D. Risk Factors for Tuberculosis. Tom Medycyny Płucnej 2013 (2013), artykuł ID 828939, 11 stron.

8. Pawlowski A, Jansson M, Sköld M, Rottenburg ME, Källenius G. Tuberculosis and HIV. *PLoS Pathoq*. 2012 luty; 8(2).

9. Desissa F, Workineh T, Beyene T. Czynniki ryzyka wystąpienia gruźlicy wielolekoopornej wśród pacjentów poddawanych leczeniu wielolekoopornej w East Shoa, Etiopia. *BMC Zdrowie publiczne* 2018 18:422.

10. Daniel O, Osman E. Prevalence and risk factors associated with drug resistant TB in South West Nigeria. *Asian Pacific Journal of Tropical Medicine*. (2011)148-151.

11. Girum T, Tariku Y, Dessu S. Stan przeżycia i wyniki leczenia gruźlicy wielolekoopornej (MDR-TB) wśród pacjentów leczonych w ośrodkach inicjacyjnych leczenia (TIC) w Południowej Etiopii: Retrospektywne badanie kohortowe. *Ann Med Health Sci Res*. 2017; 7:331-336.

12. Światowa Organizacja Zdrowia. Profile krajowe chorób niezakaźnych (NCD), 2014 r.

13. Patel SV, Nimavat KB, Alpesh PB, Shukla LK, Shringarpure KS, Mehta KG, Joshi CC. Wynik leczenia wśród przypadków gruźlicy wielolekoopornej (MDR-TB) w Indiach Zachodnich: Badanie perspektywiczne. *Journal of Infection and Public Health* (2016) 9, 478-484.

14. Ministerstwo Zdrowia Botswany. Report of the Review of the Botswana National Tuberculosis Programme. pp21-38 Gaborone, Ministry of Health, 2009.

15. Auld AF, Agizew T, Pals S, Finlay A, Ndwapi N, Boyd R. Implementacja programowej, schodkowej próby randomizowanej w celu oceny wpływu algorytmu

diagnostycznego Botswany Xpert MTB/RIF na czułość diagnostyczną gruźlicy i śmiertelność we wczesnej terapii antyretrowirusowej. *Choroby zakaźne BMC*. 2016 16:606.

16. Ministerstwo Zdrowia Botswany. National Tuberculosis Control Program Strategic Plan 2013-2017. s. 3-11, Gaborone, Ministry of Health; 2013.

17. Menzies HJ, Moalosi G, Anisimova V, Gammino V, Sentle C, Bachhuber MA et al. Wzrost oporności na leki przeciwgruźlicze w Botswanie: wyniki czwartego krajowego badania oporności na leki. Int J Tuberc Lung Dis. 2014; 18(9):1026-1033.

18. Ministerstwo Zdrowia Botswany. Botswana Tuberkulosis and Leprosy Programme: Raport roczny, 2012. Ministerstwo Zdrowia, Republika Botswany, Gaborone, str. 1-14.

19. Shenoi S, Friedland S. Gruźlica silnie oporna na leki: Nowa twarz do starego patogenu. *Annu Rev Med*. 2009; 60:307-320.

20. Zhang, Y i Yew, W.W. Mechanizm lekooporności u *mycobacterium tuberculosis*. *Int J Tuberc Lung Dis*. 2009 listopada; 13(11): 1320-30.

21. Jarand, JM, Iseman, M.D. (2009). Gruźlica odporna na leki. Artykuł PCCSU. 2009.

22. Nachega JB, Chaisson RE. Oporność na leki na gruźlicę: Globalne zagrożenie. *Clin Infect Dis*. 2003; 36(Suppl 1):S24-30.

23. Bastian I, Portaels F. Gruźlica wielolekooporna. Wydanie, PP Kluwer Academic Publishers, 2000.

24. Mulisa G, Workneh T, Hordofa N, Suaudi M, Abebe G, Jarso G. Multidrug-resistant Mycobacterium tuberculosis and associated risk factors in Oromia Region of Ethiopia. International Journal of Infectious Diseases 39 (2015) 57- 61.

25. Zumla A, Petersen E, Nyirenda T, Chakaya J. Tackling the Tuberculosis Epidemic in Sub-Saharan Africa - unique opportunities arising from the second European Developing Countries Clinical Trials Partnership (EDCTP) programme 2015-2024. *International Journal of Infectious Diseases* 32 (2015) 46-49.

26. Gandhi NR, Andrews JR, Brust JCM, Montreuil R, Weissman D, Heo M, Moll AP, Friedland GH, Shah NS. Czynniki ryzyka śmiertelności wśród pacjentów z MDR- i XDR-TB w warunkach wysokiej prewalencji HIV. *Int J Tuberc Lung Dis*. 2012 Jan; 16(1): 90-97

27. Musa BM, Adamu AL, Galadanci NA, Zubayr B, Odoh CN, Aliyu MH. Trendy w rozpowszechnieniu wielolekoopornej gruźlicy w Afryce Subsaharyjskiej: Przegląd systematyczny i meta-analiza. *PLOS ONE*. 2017; 12(9)

28. Ministerstwo Zdrowia Botswany. Botswana National Tuberculosis Programme Manual. Wydanie szóste, Ministerstwo Zdrowia, Republika Botswany, (2007).

29. Ministerstwo Zdrowia Botswany. Report of the Review of the Botswana National Tuberculosis Programme. pp21-38 Gaborone, Ministry of Health, 2009.

30. Telenti A. Genetyka gruźlicy opornej na leki. *Thorax*. 1998 wrzesień; 53(9): 793-797.

31. Aung WW, Ei PW, Nyunt WW, Swe TL, Lwin T, Htwe, MM, Kim KJ, Lee JS, Kim Ck, Cho SN, Song SD, Chang CL. Analiza fenotypowa i genotypowa oporności na leki przeciwgruźlicze w izolatach *Mycobacterium tuberculosis* w Myanmarze. *Ann Lab Med.* 2015 wrzesień; 35(5): 494-499.

32. Dominguez J, Boerttger EC, Cirillo D, Cobelens F, Eisenach KD, Gagneux S, Hillemann D, Horsburgh R, Molina-Moya B, Niemann S, Tortoli E, Whitelaw A, i Lange C. Implikacje kliniczne badań oporności na leki molekularne na *Mycobacterium tuberculosis: TBNET/RESIST-TB consensus statement. Int J Tuberc Lung Dis* 2016. 20(1): 24-42.

33. Fonseca JD, Knight GM, McHugh TD. Złożona ewolucja oporności na antybiotyki w *Mycobacterium tuberculosis*. *International Journal of Infectious Diseases* 32 (2015) 94-100.

34. Damtie D, Woldeyohannes D, Mathewos B. Review on Molecular Mechanism of First-Line Antibiotic Resistance in *Mycobacterium tuberculosis*. *Mycobact Dis*. 2017; 4: 174.

35. Santos LC. Recenzja: Molekularne podstawy oporności w *Mycobacterium tuberculosis*. *Open Journal of Medical Microbiology,* 2012, 2, 24-36.

36. Potdar P, Thakur P. Development of Sequence Based Molecular Diagnostic Test to Evaluate MDR-TB and XDR-TB in Mycobacteria Tuberculosis Patients from Western India. *American Journal of Infectious Diseases and Microbiology*, 2013, Vol.1, No.3, 50-58.

37. Almeida da Silva PEA, Palomino JC. Podstawy molekularne i mechanizm oporności na leki w Mycobacterium tuberculosis: leki klasyczne i nowe. *J Antimicrob Chemother* 2011, 66(7): 1417-1430.

38. Zhang Y, Shi W, Zhang W, Mitchison D. Mechanizm działania pirazinamidu i oporu. *Microbiol Spectr*. 2013; 2(4): 1-12.

39. Somoskovi A, Parsons LM, Salfinger M. Podstawy molekularne odporności na izoniazyd, rifampinę i pirazinamid w Mycobacterium tuberculosis. *Badania oddechowe* 2001, 2:164-168.

40. Blanchard JS. Mechanizmy molekularne oporności na leki w Mycobacterium tuberculosis. *Roczny przegląd biochemii*. 1996, Vol.65:215-239.

41. Rosales, R. *Rapid detection of drug resistance and genetic characterization of Mycobacterium tuberculosis* in Honduras. Opublikowana praca doktorska. Karolinska Institutet, Sztokholm, Szwecja, 2011.

42. PangY, Dong H, Tan Y, Deng Y, Cai X, Jing H, Xia H, Li Q, Ou X, Su B, Li X, Zhang Z, Li J, Zhang J, Haun S, Zhao Y. Szybka diagnostyka gruźlicy MDR i XDR za pomocą testu MeltPro TB w Chinach. *Sprawozdania naukowe* **6,** numer artykułu: 25330 (2016).

43. Światowa Organizacja Zdrowia. Global TB Report 2013. Genewa, Szwajcaria: Światowa Organizacja Zdrowia, 2013.

44. Koh WJ, Ko Y, Kim CK, Park KS, Lee NY. Szybka diagnostyka gruźlicy i oporności wielolekowej przy użyciu systemu MGIT 960. *Ann Lab Med.* 2012 lipiec; 32(4): 264-269.

45. Kakoma LN, Mukesi M, Moyo SR. Skuteczność Gene Xpert Technology w diagnostyce rozmazowej ujemnej grzybicy płuc u pacjentów zakażonych HIV w Namibii. *Open Journal of Medical Microbiology*. 2016; 6, 133-141.

46. Ahmad S, Mokaddas E, Al-Mutairi N, Eldeen HS, Mohammadi S. Discordance across Phenotypic and Molecular Methods for Drug Susceptibility Testing of Drug-Resistant Mycobacteria tuberculosis isolates in a low TB Incidence Country. *PLoS ONE* 2016 11(4).

47. Aurin TH, Munshi SK, Kamal SMM, Rahman MM, Hossain MS, Marma T, Rahman F, Noor R. Molecular Approaches for Detection of the Multidrug-Resistant Tuberculosis (MDR-TB) in Bangladesh. *PLoS ONE* 2014; 9(6).

48. Kwak N, Choi SM, Lee J, Park YS, Lee SM, Yoo CG, Kim YW, Han SK, Yim JJ. Dokładność diagnostyczna i czas wykonania testu Xpert MTB/RIF w rutynowej praktyce klinicznej. *PLOS ONE.* 2013; 8(10).

49. Gomes M, Correia A, Mendonca D, Duarte R. Czynniki ryzyka dla gruźlicy opornej na leki. *Journal of Tuberculosis Research*. 2014; 2, 111-118.

50. Faustini A, Sala AJ, Perucci. Czynniki ryzyka dla wielolekoopornej gruźlicy w Europie: Przegląd systematyczny. *Thorax*.2006 Feb; 61(2): 158-63 Epub 2005 Oct 27.

51. Raizada N, Sachdeva KS, Chauhan DS, Malhotra B, Reddy K, Dave PV, Mundade Y, Patel P, Ramachandran R, Das R, Solanki R, Wares DF, Sahu S, O`Brien R, Paramasivan CN, Dewan PK. Wielostanowiskowa walidacja w Indiach testu sond liniowych do szybkiego diagnozowania gruźlicy wielolekoopornej bezpośrednio z próbek plwociny. *PLoS ONE* 2014 9(2).

52. Workicho A, Kassahun W, Alemseged F. Risk factors for multidrug-resistant tuberculosis among tuberculosis patients: a case control study. Zakaźna odporność na *leki*. 2017; 10: 91-96.

53. Baghaei P, Tabarsi P, Chitsaz E, Novin A, Alipanah N, Kazempour M i Mansouri D. Czynniki ryzyka związane z gruźlicą wielolekooporną. *Tanaffos*. 2009; 8(3): 17-21

54. Skrahina A, Hurewicz H, Zalutskaja A, Sahałczyk E, Astrauko A, Hoffner S, Rusovich V, Dadu A, de Colombani P, Dara M, van Gemert W i Zignol M. Gruźlica wielolekooporna na Białorusi: rozmiar problemu i związane z nim czynniki ryzyka. *Biuletyn Światowej Organizacji Zdrowia*. 2013; 91:36-45.

55. Program Narodów Zjednoczonych ds. Rozwoju. Ocena wyników rozwojowych: Evaluation of United Nations Development Contribution - Botswana, 2009.

56. Główny Urząd Statystyczny. Spis ludności i mieszkań w Botswanie. 2011 r.; Gaborone, Główny Urząd Statystyczny, 2011 r.

57. Światowa Organizacja Zdrowia. Wytyczne dotyczące programowego postępowania w przypadku gruźlicy opornej na leki. WHO 2006: WHO/HTM/TB/2006.361.

58. Sengul A, Akturk UA, Aydemir Y, Kaya N, Kocak ND, Tasolar FT. Czynniki wpływające na powodzenie leczenia gruźlicy płuc: jednoośrodkowe doświadczenie w Turcji, 2005-2011. *J Infect Dev Ctries* 2015; 9(8):821-828.

59. Światowa Organizacja Zdrowia. Definicje i ramy sprawozdawczości w zakresie gruźlicy - zmiana w 2013 r. Genewa, Szwajcaria. WHO/HTM/TB/2013.2.

60. Światowa Organizacja Zdrowia. Global Tuberculosis Report 2015. Światowa Organizacja Zdrowia, 2016. WHO/HTM/TB/2015.22.

61. Malangu N, Yamutamba M. Differences in the health profile and outcomes of treatment between non-retreatment and retreated groups of Tuberculosis patients in Botswana. *Pula: Botswana Journal of African Studies* 2016; Vol 30, No 1.

62. Oliveiria O, Gaio R, Villar M, Duarte R. Predictors of treatment outcomes in multidrug-resistant tuberculosis in Portugal. *European Respiratory Journal* 2013 42:1747-1749.

63. Eshetie S, Gizachew M, Dagnew M, Kumera G, Woldie H, Ambaw F, Tessema B, Moges F. Gruźlica wielolekooporna w środowisku etiopskim i jej związek z wcześniejszą historią leczenia gruźlicy: przegląd systematyczny i metaanaliza. *Choroby zakaźne BMC.* 2017 17:219.

64. Berhan A, Berhan Y, Yizengaw D. A Meta-Analizy Gruźlicy Odpornej na Narkotyki w Afryce Subsaharyjskiej: Jak silnie wiąże się z wcześniejszym leczeniem i współzakażeniem HIV. *Ethiop J Health Sci.* 2013 Nov; 23(3): 271-282.

65. Mekonnen F, Tessema B, Moges F, Gelaw A, Eshetie S, Kumera G. Gruźlica wielolekooporna: częstość występowania i czynniki ryzyka w okręgach Metema i West Armachiho w północno-zachodniej Etiopii. *Choroby zakaźne BMC*. 2015 15:461.

66. Lomtadze N, Aspindzelashvili R, Janjgava M, Mirtskhulava V, Wright A, Blumberg HM et al. Prevalence and Risk factors for multidrug-resistant tuberculosis in the Republic of Georgia: a population-based study. *Int J Tuberc Lung Dis*. 2009; 13(1): 68-73.

67. Jimma W, Ghazisaeedi M, Shahmoradi L, Abdurahman AA, Kalhori SRN, Nasehi M, Yazdi S, Safdari R. Częstość występowania i czynniki ryzyka dla gruźlicy wielolekoopornej w Iranie i krajach sąsiednich: przegląd systematyczny i metaanaliza. Ksiądz Soc. Bras. Med. Trop. vol.50 no.3 Uberaba maj/czerwiec 2017.

68. Chuchottaworn C, Thanachartwet V, Sangsayunh P, Than TZM, Sahassananda D, Surabotsophon M, Desakom V. Risk Factors for Multidrug-Resistant Tuberculosis among Patients with Pulmonary Tuberculosis at the Central Chest Institute of Thailand. *PLOS ONE.* 2015 10(10): e0139986.

69. Farazi A, Sofian M, Zarrinfar N, Katebi F, Hoseini SD, Keshavarz R. Wzorzec oporności na leki i związane z nim czynniki ryzyka dla chorych na gruźlicę w centralnej prowincji Iranu. Caspian J Intern Med. 2013 Jesień; 4(4):785-789.

70. Ullah I, Javaid A, Tahir Z, Ullah O, Shah AA, Hasan F. Pattern of Drug Resistance and Risk Factors Associated with Development of Drug Resistant *Mycobacterium tuberculosis* in Pakistan. PLOS ONE. 2016; 11(1).

O autorach

Dr Blackson Pitolo Tembo jest uznanym specjalistą w dziedzinie zdrowia publicznego pracującym jako konsultant / badacz w Zambii. Przed objęciem obecnego stanowiska pracował w Ministerstwie Zdrowia Zambii jako wykładowca mikrobiologii medycznej w Ndola Central Hospital - School of Biomedical Sciences. Pracował również jako główny technik laboratoryjny w Ministerstwie Zdrowia Botswany w Deborah Retief Memorial Hospital, Kasane Primary Hospital oraz w National Tuberculosis Reference Laboratory. Dzięki ponad 32-letniemu doświadczeniu w medycznych pracach laboratoryjnych, dr Tembo był również konsultantem Amerykańskiego Towarzystwa Mikrobiologicznego przy wprowadzaniu i wdrażaniu technologii diagnostycznych Xpert MTB/RIF oraz wdrażaniu programu TB External Quality Assurance Programme w Botswanie. Jest znanym trenerem w technologii Xpert MTB/RIF i mikroskopii fluorescencyjnej. Jego zainteresowania badaniami nad gruźlicą obejmują głównie rozwój szybkich technik molekularnych do diagnostyki gruźlicy opornej na leki.

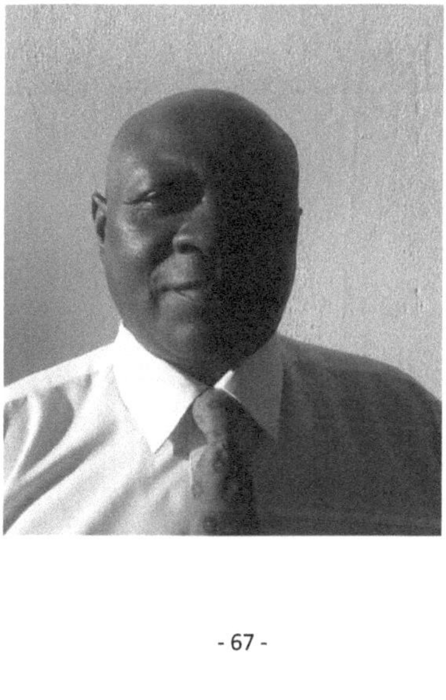

Profesor Ntambwe Gustav Malangu był farmakoepidemiologiem z doświadczeniem w dziedzinie zdrowia publicznego w kwestiach bezpieczeństwa leków. Pracował zarówno w sektorze prywatnym, jak i publicznym sektora opieki zdrowotnej w kilku krajach afrykańskich jako międzynarodowy konsultant i doradca techniczny w dziedzinie zdrowia. W chwili śmierci był kierownikiem Katedry Epidemiologii i Biostatystyki w Szkole Zdrowia Publicznego Uniwersytetu Nauk o Zdrowiu Sefako Makgatho w Pretorii, RPA. Był także redaktorem naczelnym PULA: Botswana Journal for African Studies oraz recenzentem międzynarodowych recenzowanych czasopism.

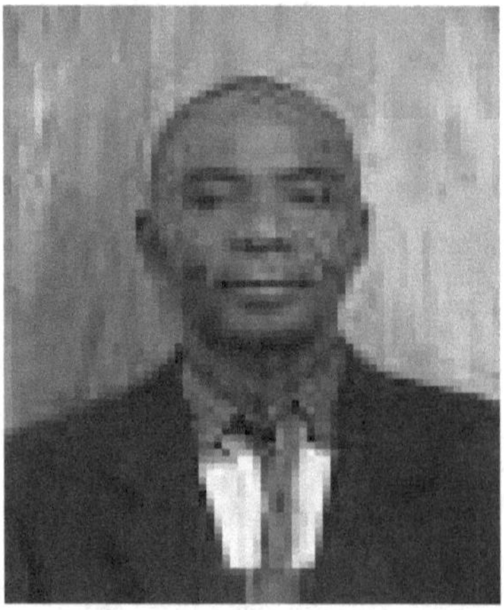

FSC
www.fsc.org
MIX
Papier | Fördert
gute Waldnutzung
FSC® C083411

Kolibri 360 GmbH
Ferdinand-Jühlke-Straße 7
99095 Erfurt, Deutschland
produktsicherheit@kolibri360.de

Druck:
CPI Druckdienstleistungen GmbH
im Auftrag der
Kolibri 360 GmbH
Ferdinand-Jühlke-Str. 7
99095 Erfurt